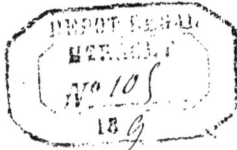

TRAVAIL DU LABORATOIRE DE PHYSIOLOGIE

DE LA FACULTÉ DE MÉDECINE

ACÉTONURIE EXPÉRIMENTALE

PAR

Le Dr Louis AZÉMAR

Ancien Externe des Hôpitaux de Montpellier

Préparateur de Physiologie

Lauréat de la Faculté de Médecine de Montpellier

MONTPELLIER

TYPOGRAPHIE ET LITHOGRAPHIE CHARLES BOEHM

Éditeur du Nouveau Montpellier Médical

—

1897

TRAVAIL DU LABORATOIRE DE PHYSIOLOGIE

DE LA FACULTÉ DE MÉDECINE

ACÉTONURIE EXPÉRIMENTALE

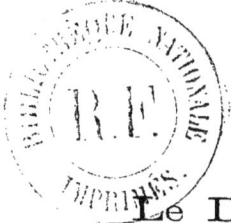

PAR

Le Dr Louis AZÉMAR

Ancien Externe des Hôpitaux de Montpellier

Préparateur de Physiologie

Lauréat de la Faculté de Médecine de Montpellier

MONTPELLIER

TYPOGRAPHIE ET LITHOGRAPHIE CHARLES BOEHM

Éditeur du Nouveau Montpellier Médical

—

1897

A LA MÉMOIRE DE MON PÈRE

A MON ONCLE PUEL

*Témoignage dé sincère affection
et de vive reconnaissance.*

Louis AZÉMAR.

A mon Président de Thèse
A mon Maître

MONSIEUR LE PROFESSEUR HÉDON

Louis AZÉMAR.

PRÉFACE

L'idée de ce travail nous a été donnée par M. le professeur Hédon, et c'est dans son laboratoire que nous en avons poursuivi la réalisation. Nous aurions cependant hésité à entreprendre ces recherches si nous n'avions pu compter sur les conseils éclairés de notre Maître. D'ailleurs le bienveillant intérêt et la sollicitude qu'il n'a cessé de nous témoigner durant notre séjour au laboratoire de physiologie, lui donnent droit à notre plus profonde reconnaissance.

Nous n'oublierons jamais les bontés que M. le professeur Carrieu a eues pour nous pendant toute la durée de nos études. Nous sommes enfin heureux d'exprimer notre vive sympathie à M. le professeur agrégé Mouret, en raison des excellentes relations que nous avons toujours conservées avec lui.

ACÉTONURIE EXPÉRIMENTALE

L'étude de l'acétonurie, au point de vue expérimental, n'a été abordée que par un très petit nombre d'auteurs; et les données que l'on trouve dans la littérature sur ce sujet sont éparses et sans lien. Le peu de consistance des résultats fournis jusqu'ici par l'expérimentation provient, sans nul doute, pour la plus grande part de ce qu'on ne s'est pas préoccupé de doser d'une façon suivie l'acétone de l'urine dans les diverses circonstances qui en provoquent l'excrétion. Il existe pourtant une méthode, basée sur la réaction de Lieben, suffisamment pratique et précise qui permet d'évaluer avec rapidité la quantité d'acétone que renferme une urine. Cette méthode dont, soit dit en passant, nous avions déjà imaginé le principe, avec M. le professeur Hédon, avant d'en prendre connaissance par des recherches bibliographiques, est celle que Messinger a décrite pour le dosage de l'acétone dans l'alcool méthylique du commerce [1]. Après nous être convaincu que cette méthode, appliquée au dosage de l'acétone dans l'urine, donnait des résultats auxquels on pouvait accorder toute confiance, nous avons résolu de la faire servir à une étude systéma-tique de l'acétonurie expérimentale.

---

[1] Le procédé de dosage de Messinger paraît peu connu en France, du moins des biologistes. Ainsi, dernièrement M. Martz décrivait un procédé d'estimation de l'acétone dans l'urine dont le principe ne paraît pas différer de celui de la méthode de Messinger. Même remarque pour le procédé de Bardy.

Nous n'avons pas songé toutefois à faire de cette question une étude complète. Les problèmes qu'elle soulève sur la nature des mutations de matières qui donnent naissance à l'acétone, et sur les produits précurseurs de cette substance qui dérivent de la désassimilation des albuminoïdes, sont encore, croyons-nous, peu accessibles, et nous n'avons pas entrepris ce travail avec l'espoir d'y apporter la lumière. Nous avons dû aussi, pour des motifs de même ordre, laisser de côté la question des rapports directs ou indirects entre la formation de l'acétone et le développement du coma diabétique. Notre but a été simplement d'établir, au moyen d'un grand nombre de dosages, quelques-unes des conditions qui président à l'excrétion de l'acétone, l'importance quantitative de cette excrétion suivant ces conditions et les relations qui peuvent exister entre l'intensité de la glycosurie et celle de l'acétonurie, en nous maintenant exclusivement sur le terrain expérimental.

Notre travail est divisé de la façon suivante :

1° Historique.

2° Analyses de l'acétone { qualitatives (réactions de l'acétone). quantitatives (procédés de dosage).

3° Acétonurie à l'état physiologique.

4° Acétonurie pathologique expérimentale.

   a. — Acétonurie nerveuse.

   b. — Acétonurie toxique (et principalement phloridzinique).

   c. — Acétonurie consécutive à l'extirpation du pancréas.

5° Conclusions.

§. I — HISTORIQUE

L'histoire de l'acétonémie et de l'acétonurie commence avec Petters, qui le premier, en 1857, attribue à l'acétone l'odeur chloroformique que dégagent l'haleine et l'urine de certains diabétiques, et que Brand avait déjà remarquée en 1850. Par la distillation de l'urine d'une diabétique morte dans le coma, Petters est arrivé à obtenir une substance qu'il a considérée comme étant de l'acétone [1].

Kaulich, en 1860, établit d'une façon certaine que cette substance est bien de l'acétone ; il ajoute, sans toutefois en fournir la preuve chimique, qu'on ne la trouve pas seulement chez les diabétiques, mais aussi dans les affections chroniques ou aiguës du tube digestif, dans le carcinome de l'estomac, dans les fièvres éruptives accompagnées de phénomènes gastriques, comme la rougeole ou la scarlatine, dans l'abstinence. C'est même aux troubles digestifs, si fréquents dans le diabète, à la constipation surtout, qu'il attribue l'existence fréquente de l'acétonémie et de l'acétonurie dans cette maladie.

Gerhardt prétend alors déceler l'acétone dans les urines par la coloration rose qu'elles prennent sous l'influence de quelques gouttes d'acide sulfurique, et par la teinte rouge-brun que leur imprime le perchlorure de fer. Lieben, de son côté, nous apprend que toute urine contenant de l'acétone, traitée par une lessive de soude et une solution d'iode, donne un fort précipité d'iodoforme.

En 1872, paraît le travail de Béchamp, qui démontre que dans l'estomac peut se faire la fermentation alcoolique et acéti-

---

[1] L'acétone est un liquide incolore, d'odeur éthérée ou plutôt pomme-reinette, agréable, de saveur brûlante, bouillant à 56°,3. Sa densité à 0° est de 0,814. Elle se mélange à l'eau, l'alcool et l'éther en toutes proportions. Elle se combine comme les aldéhydes avec le sulfate acide de sodium. On l'obtient en soumettant à la distillation sèche les acétates de chaux, de soude, etc. Sa formule est C^3H^6O.

que. Petters et Kaulich, se basant sur ce fait, admettent que chez le diabétique privé de féculents, le sucre formé par le foie et éliminé par le suc digestif, subit dans l'estomac la fermentation alcoolique et acétique, et que, finalement, il y a production d'acétone, par suite de la transformation de l'acide acétique en acide carbonique et en acétone. Pour cela, une desquamation légère de la muqueuse gastrique est nécessaire, et peut-être aussi, d'après Kaulich, faut-il la présence de certains micro-organismes comme la sarcine, des torules et une espèce particulière de cryptogames.

Ruspstein et Gerhardt pensent qu'il y a en outre formation d'acétone dans le sang, où Lambl, dès 1857, avait déjà constaté sa présence. Cette acétone s'y trouverait à l'état de sel de Gunter (éthyldiacétate de soude); d'après Quinke, Tappeiner, Buhl, Mosler, ce serait sous forme d'éther éthyldiacétique. Enfin le travail de Berti, en 1874, ne laisse plus de doute sur la présence de l'acétone dans le sang de malades diabétiques, frappés de coma, et la théorie de l'acétonurie peut être difinitivement présentée par Kussmaul.

Kussmaul appuie sa doctrine non seulement sur l'observation clinique, mais aussi sur l'expérimentation, qui lui démontre les propriétés toxiques de l'acétone ; et il conclut à l'identité du coma diabétique et de l'empoisonnement par l'acétone. Cette théorie, combattue par Botto-Scheube, en 1877, est reprise et vulgarisée par Lécorché, Bourneville et Teinturier, Kien, Balthazar Foster.

Foster conclut, en effet, que le coma diabétique est un coma acétonémique, parce qu'il trouve que l'odeur d'acétone est constante dans l'urine et dans l'air expiré des malades atteints de coma diabétique, et que les modifications du sang et les accidents produits par l'administration de l'acétone aux animaux sont analogues à ceux qu'il est donné d'observer dans le coma diabétique. Pour Foster, l'acétone se forme dans l'estomac aux dépens du sucre, par la fermentation alcoolique et acétique.

Citons encore, vers cette époque, les travaux de Cyr, de Lecorché et Talamon (1881), puis ceux de Buhl (1880) et d'Ebstein

(1882), qui accusent, l'un une altération de l'épithélium intestinal, l'autre une lésion de l'épithélium rénal, d'être la cause de la rétention de l'acétone dans le sang, enfin le travail de Jœnicke, qui conclut à l'acétonémie, en insistant sur l'influence de la diète carnée sur la production des accidents.

Mais, déjà à ce moment, un grand nombre d'auteurs se refusent à admettre que l'acétonémie puisse expliquer le coma diabétique. Rejetée par Leroux, contestée par Dreyfous et Mackensie, cette théorie est infirmée par les recherches expérimentales de Frérichs (1883).

Avec Von Jaksch, la question de l'acétonémie et de l'acétonurie entre dans une nouvelle phase. Jusqu'à lui on ne s'en était guère occupé que dans le coma diabétique, et l'opinion générale était que l'acétone, produit de fermentation du sucre, ne se trouvait que dans le diabète et dans quelques rares affections du tube digestif (Kaulich). Von Jaksch, à la suite d'une série d'importantes recherches (1880-1886), établit qu'il faut considérer l'acétone comme un produit constant et normal des échanges nutritifs, résultant de la décomposition des substances albuminoïdes. Dans certains états pathologiques, fièvres graves, fièvres en général, certaines formes de carcinomes, diabète surtout, elle est formée et excrétée en plus grande quantité; et l'acétonurie pathologique n'est plus que l'exagération d'un phénomène physiologique. Cet auteur fait observer que la coloration rouge brun imprimée à l'urine par le perchlorure de fer n'est pas due à l'acétone, mais à l'acide acétylacétique. Il ajoute que les urines qui fournissent cette réaction, contiennent toujours de l'acétone, mais que l'acétone peut exister en quantité appréciable dans telles urines qui ne la donnent pas. L'acétonurie ne lui paraît pas pouvoir expliquer le coma diabétique. C'est aussi l'opinion d'Albertoni et de Le Nobel.

En 1883, Penzoldt, à la suite de ses recherches expérimentales, reprend et soutient énergiquement la théorie de l'acétonémie, et, en 1884, De Gennes conclut dans sa thèse que le coma diabétique résulte de l'intoxication acétonémique. Cette manière de voir, repoussée par Dreschfeld, Lépine, S. West, Jaccoud, est à peu près complètement abandonnée, et la thèse de Romme a peu réussi à la faire accepter à nouveau.

Cependant les auteurs se préoccupent de rechercher l'acétone non seulement dans le diabète, mais encore dans les divers états pathologiques, et les relations de cas d'acétonurie se multiplient. Penzoldt, il est vrai, abandonnant le réactif de Lieben pour employer l'ortho-nitro-benzaldéhyde, ne rencontre l'acétonurie que 17 fois sur 28 cas de fièvre, et 4 fois sur 22 cas de diabète, et Romme, rejetant l'acétonurie physiologique, n'admet la présence de l'acétone dans l'urine que dans les maladies fébriles à 38°5, 39° et au-dessus.

Mais Baginsky constate l'apparition de l'acétone dans l'urine des enfants subitement pris d'accidents convulsifs, et dans l'urine d'un chien soumis à une alimentation exclusivement carnée. Pawinski rapporte un cas d'acétonurie dans une néphrite interstitielle complètement apyrétique. Lorenz, dans les troubles digestifs, trouve de l'acétone non seulement dans les urines, comme Churton, mais dans le contenu de l'estomac et de l'intestin. Talamon observe un cas d'acétonémie cérébrale chez un malade atteint de rhumatisme articulaire aigu. Hoppe-Seyler constate l'acétonurie après l'ingestion d'acide sulfurique, Zoepffel dans de nombreux états pathologiques (variole, typhus, tuberculose, etc.) et chez les individus normaux, Becker dans la narcose par le chloroforme, l'éther, le bromure d'éthyle. Enfin Marro trouve de l'acétone en assez grande quantité dans les urines des aliénés atteints d'hallucinations terrifiantes ou pris de la crainte de mourir. Il explique ce phénomène par une action spéciale sur le plexus cœliaque, dont l'extirpation produit l'acétonurie d'après les expériences de Lustig.

Avec Lustig, en effet, l'acétonurie entre dans le domaine expérimental. Cet auteur trouve, en 1889, qu'après l'extirpation et même l'excitation électrique et chimique du plexus cœliaque chez le chien et chez le lapin, l'acétone apparaît toujours et fatalement dans l'urine. Il la rencontre encore, mais alors d'une façon passagère, à la suite de diverses sections du système sympathique et de la moelle allongée.

R. Oddi confirme ces faits et les complète. En produisant différentes lésions du système nerveux (extirpation du plexus cœliaque, piqûre du plancher du 4e ventricule, section d'un pédoncule, extirpation d'une zone motrice corticale, ablation d'un lobe du cervelet), il observe une glycosurie et une acétonurie, cette dernière apparaissant et s'accentuant à mesure que le glycose diminue et disparaît.

Ces faits, niés par Peiper et Viola, ont été repris par Contejean. D'après ce dernier, l'apparition de l'acétone dans l'urine, après extirpation du plexus cœliaque, n'a rien de spécifique, et est plutôt un indice d'infection plus ou moins grande.

Salkowski trouve que la quantité d'acide ajoutée dans l'urine soumise à la distillation, augmente la quantité d'acétone dans le distillat. Il tend à admettre qu'il n'y a pas d'acétone dans l'urine, mais qu'il y existe une substance formatrice de l'acétone, ou plutôt d'un corps donnant de l'iodoforme par addition d'iode et de soude. Il lui paraît vraisemblable que ce corps est de l'acétone, mais pour l'urine normale cela ne lui semble pas démontré.

Boeck et Slosse, au contraire ne mettent pas en doute l'acétonurie physiologique. Son importance dépendrait de la richesse de l'alimentation en substances azotées, et l'inanition l'augmenterait aussi dans des proportions considérables. Engel, Rosenfeld, Hirschfeld ont, chacun de leur côté, constaté que la réaction de l'acétone existe dans l'urine normale; que la diète carnée l'augmente très rapidement chez les gens bien portants, les diabétiques légèrement atteints et les autres malades ; que l'alimentation pauvre en albuminoïdes et riche en hydrocarbures la fait disparaître ; mais que par contre dans le diabète grave l'alimentation a peu d'action sur l'acétonurie.

Enfin Von Mering et Minkowski ont vu l'acétone apparaître dans l'urine des chiens dépancréatés, à côté de l'acide diacétique et de l'acide β oxybutyrique. Ces substances ne se montreraient pas toutefois d'une façon constante après l'extirpation du pancréas. Von Mering a, en outre, constaté l'acétonurie dans le diabète phloridzinique.

Ainsi l'acétone, considérée tout d'abord comme existant uniquement chez les diabétiques, rencontrée bientôt dans un grand nombre d'états pathologiques (pyrexies, troubles digestifs, carcinomes), est regardée aujourd'hui par beaucoup d'auteurs comme se formant dans l'organisme normal. Expérimentalement aussi, on l'a vue augmenter parfois dans des proportions considérables dans diverses lésions du système nerveux, dans différentes intoxications, dans le diabète pancréatique. Nous l'étudierons plus loin dans ces différents états.

Parlons d'abord des divers procédés qui permettent de déceler et de doser l'acétone dans l'urine.

§ II. — PROCÉDÉS D'ANALYSE QUALITATIVE ET QUANTITATIVE DE L'ACÉTONE DANS L'URINE.

La démonstration de la présence de l'acétone dans l'urine ne peut être établie avec quelque certitude que si l'on opère sur le produit de distillation de ce liquide. Cette distillation doit être faite après avoir acidifié l'urine, le mieux avec de l'acide sulfurique (pour retenir le carbonate d'ammoniaque et empêcher la formation de la mousse). La quantité d'acide sulfurique à employer n'est pas indifférente ; elle influe sur la quantité d'acétone obtenue. Ainsi Salkowski a démontré que cette dernière s'accroit légèrement avec l'augmentation de la quantité d'acide employée. En général, on emploie 10 centim. cubes de SO^4H pour 300 centim. cubes d'urine. On peut du reste distiller en présence d'une autre espèce d'acide par exemple acide phosphorique, acide tartrique.

1° RÉACTIFS DE L'ACÉTONE.

Ces réactifs sont fort nombreux. Nous les indiquons tous, en insistant seulement sur les plus importants.

Réaction de Gerhardt. — Gerhardt a prétendu déceler l'acétone dans les urines par la coloration rouge brun, rouge rubis que leur imprime le perchlorure de fer. Cette teinte rouge, dite encore vin de Bordeaux ou de Porto, n'apparaît pas dans les urines normales additionnées d'acétone. Elle ne caractérise donc point l'acétone ; elle appartient à l'acide diacétique et à d'autres corps (composés cyaniques, acétates et formiates, acide salicylique, kairine, antipyrine, thalline, acide phénique, etc.). Il est vrai de dire que les urines donnant la réaction de Gerhardt contiennent toujours de l'acétone, mais l'acétone peut exister dans l'urine avec une réaction de Gerhardt négative.

Réaction de Vitali. — L'urine traitée par de l'alcali caustique et du sulfure de carbone donne un précipité jaune. Lorsque l'urine contient de l'acétone, le précipité devient rouge violet par addition d'une goutte de molybdate d'ammoniaque à 1 % et d'un peu d'acide sulfurique dilué.

Réaction de Reynold. — On ajoute au liquide à essayer quelques gouttes de chlorure de mercure et un excès de lessive de soude. Si le liquide contient de l'acétone, il se forme un précipité d'oxyde de mercure, dont on se débarrasse par une filtration soigneuse. Le filtratum est additionné de sulfure d'ammonium et abandonné au repos. Au contact des deux liquides, on observe un anneau noir de sulfure de mercure.

Cette réaction est assez sensible, mais légèrement compliquée. Jolles la rejette complètement, parce qu'il passe presque toujours à travers le filtre des traces d'oxyde de mercure, qui ne sont pas appréciables à l'œil.

Réaction de Penzoldt. — Penzoldt recommande de chauffer

quelques cristaux d'orthonitrobenzaldéhyde dans le liquide à essayer et de l'alcaliniser avec de la lessive de soude. S'il y a de l'acétone, le liquide jaunit, et il se sépare de l'indigo bleu.

Réaction de Legal. — Legal ajoute à l'urine quelques gouttes d'une solution fraîche de nitro-prussiate de soude, puis une lessive de soude concentrée. La présence d'acétone fait apparaître une coloration pourpre qui passe bientôt au jaune.

La créatine, d'après Weyl, produirait la même coloration, mais, comme ce corps nepasse pas à la distillation et que la réaction de Legal doit toujours être faite avec le distillat de l'urine, on n'a pas à tenir compte de cette circonstance. Mais V. Jaksch, de son côté, prétend que le paracrésol qu'on rencontre souvent dans l'urine et qui passe à la distillation peut donner une coloration jaune rosé et faire croire à la présence d'acétone. Toutefois, cette réaction, d'après Jolles, donne encore une pleine certitude avec une teneur d'acétone de 0,1 %.

Réaction de Le Nobel. — Le Nobel a modifié la réaction de Legal en remplaçant la solution de soude par une solution forte d'ammoniaque. On obtient ainsi une coloration violette. Cette épreuve serait encore plus sensible que celle de Legal. Zoepffel la trouve positive pour une solution d'acétone de 0^{mgr},025 dans 10 centim. cubes de liqueur.

Réaction de Chautard. — Quelques gouttes d'une solution de fuchsine ($0,25$ pour 500^{gr}, d'eau) décolorée par un courant de gaz acide sulfureux, déterminent une coloration violette de tout liquide contenant de l'acétone. Romme recommande beaucoup cette réaction, qui lui permet de découvrir l'acétone dans toute solution au 1/10000. Zoepffel la trouve beaucoup moins sensible et n'arrive à déceler l'acétone que dans une solution à 5 centigr. pour 10 centim. cubes de liqueur.

Pour notre part, nous avons complètement abandonné cette réaction, parce qu'elle nous a paru trop peu sensible et qu'elle ne nous a jamais donné de résultats satisfaisants.

Réaction de Gunning. — Dans cette épreuve, qui n'est qu'une modification de celle de Lieben, exposée plus loin, on ajoute au liquide à essayer une solution d'iode alcoolique, puis de l'ammoniaque. En présence de l'acétone, il se forme de l'iodure d'azote et de l'iodoforme ; l'alcool ne gêne en rien la réaction car il ne donne pas d'iodoforme avec l'ammoniaque. Mais la couleur noire de l'iodure d'azote, pour de petites quantités d'acétone, empêche de voir le précipité d'iodoforme. Pour une teneur riche en acétone, cet inconvénient n'existe pas, l'iodure d'azote disparaissant rapidement.

Réaction de l'acide diazobenzolsulfurique. — On verse un peu du liquide à essayer dans une solution aqueuse d'acide diazobenzolsulfurique fraîche, alcalinisée avec de la soude, puis on chauffe avec précaution. Au bout de quelques minutes, apparaît en présence de l'acétone une coloration rouge ; l'aldéhyde fournit une coloration violette. Cette réaction est assez sensible ; malheureusement, elle est fournie aussi par l'éther acétique, le phénol et la résorcine.

Malerba donne comme réactif de l'acétone et de l'acide urique le *chlorhydrate de diméthylparaphénylendiamine.* Il avoue lui-même qu'il est peu sensible.

Réaction de Lieben. — Une solution d'acétone, traitée par une lessive de soude et une solution d'iode ioduré, donne un beau précipité d'iodoforme, qui est reconnaissable à son odeur, à sa volatilité et à la forme hexagonale de ses cristaux. Cette réaction n'est pas absolument caractéristique de l'acétone, elle est fournie par vingt sortes de corps, mais avec une bien moins grande intensité [1].

Parmi ces corps, il en est deux que l'on rencontre fréquem-

[1] Ces corps sont : Acétone, alcool éthylique, aldéhyde, amyle, benzol, aldéhyde butyrique, alcool butylique normal primaire, alcool butylique secondaire, alcool caprylique, acide quinique, hydrate de chloral, chloroforme (?), dulcine, hydrates de carbone, méthylbenzoyl, butyrate de méthyle, méthylbutyryl, acide lactique, acide sarcolactique, aldéhyde propionique, alcool propylique.

ment dans l'urine, l'alcool éthylique et l'acide lactique. Mais l'acide
lactique, qui prend surtout naissance dans les urines diabétiques,
ne passant pas à la distillation, ne gênera pas si on opère sur le
distillat de l'urine, ce qui, nous l'avons dit, doit être la règle.

C'est surtout à cause de l'alcool que les critiques ont été adres-
sées au réactif de Lieben. Cependant les solutions d'acétone et
celles d'alcool sont loin de se comporter vis-à-vis du réactif de
Lieben d'une façon identique. Dans les solutions d'acétone la
réaction apparaît toujours beaucoup plus tôt que dans les solutions d'alcool. Pour des traces de ces substances, la réaction
apparaît immédiatement avec l'acétone, tandis qu'elle ne se mon·
tre qu'après quelques minutes avec l'alcool, et, pour de mêmes
quantités, le précipité est bien plus intense dans le premier cas.
Nous avons fait un grand nombre de réactions comparatives avec
l'alcool absolu et avec l'acétone, et pesé l'iodoforme formé dans
l'un et l'autre cas. Voici les chiffres que nous avons obtenus.

Alcool		Iodoforme	Acétone		Iodoforme
Pour 0gr,0731	nous obtenons	0gr,002	Pour 0gr,001864	nous obtenons	0gr,012
0gr,1431	»	0gr,0027	0gr,003728	»	0gr,022
0gr,7313	»	0gr,0117	0gr,009320	»	0gr,056
1gr,8282	»	0gr,0167	0gr,01864	»	0gr,105
3gr,6565	»	0gr,028	0gr,03724	»	0gr,188
			0gr,09320	»	0gr,576

On voit par ce tableau que des quantités minimes d'acétone
donnent des quantités relativement considérables d'iodoforme ;
tandis qu'avec des quantités beaucoup plus grandes d'alcool, nous
n'obtenons que des traces d'iodoforme. La raison en est donnée par
ce fait, qu'une molécule d'acétone (58) donne dans la réaction de
Lieben une molécule d'iodoforme (394), tandis qu'avec une
molécule d'alcool on n'obtient point du tout une molécule d'iodoforme (il se forme des réactions secondaires).

Nous savons d'autre part que la quantité d'alcool n'est jamais
très grande dans l'urine. Les expériences de Lieben nous appren-
nent que, pour une ingestion de 250 cc. de vin de 9°, l'excrétion
d'alcool par l'urine ne dépasse pas 0cc 1. Par conséquent un hom-

me qui boira un litre de vin de 9° urinera au plus 0^{gr},32 d'alcool, qui donne, d'après le tableau ci-joint, 5 à 6 milligr. d'iodoforme environ. Comme on n'opère que sur une partie de l'urine excrétée, cette quantité d'iodoforme produite par l'alcool sera encore diminuée.

Ainsi donc, la quantité d'alcool qui se trouve dans l'urine ne peut empêcher l'emploi de la réaction de Lieben pour la recherche de l'acétone. D'ailleurs, Jaksch a observé qu'une augmentation d'absorption d'alcool n'accroît pas notablement l'intensité de la réaction normale.

Aussi c'est à cette réaction que nous donnons la préférence, parce qu'elle est de beaucoup la plus sensible, et qu'elle offre autant de garanties que les meilleures d'entre les autres.

2° MÉTHODES DE DOSAGE.

La plupart des méthodes de dosage de l'acétone dans l'urine sont basées sur la réaction de Lieben. Quelques-unes seulement s'appuient sur un autre principe. Ces dernières, que nous n'indiquerons que pour mémoire, sont celles de Jolles et de Parlato.

Méthode de Jolles. — Jolles trouve dans la méthode de Strache sur l'épreuve par la phénylhydrazine un procédé d'estimation quantitative de l'acétone. Le chlorhydrate de phénylhydrazine réduit la liqueur de Fehling avec dégagement d'azote, gaz qui peut être recueilli et mesuré. Comme l'aldéhyde et l'acétone donnent avec la phénylhydrazine de l'hydrazone, qui n'a aucune action sur la liqueur de Fehling, il en résulte que, si l'on fait la même réaction en présence de ces corps, le dégagement d'azote sera moindre. On conçoit alors que l'on puisse déduire de la quantité d'azote dégagée la quantité d'acétone que renferme un liquide, étant donné d'ailleurs que l'on sait par une expérience préliminaire la quantité d'azote fournie par la phénylhydrazine employée.

Zoepffel fait plusieurs reproches à cette méthode, entre autres l'instabilité de la phénylhydrazine en solution.

Méthode de Parlato. — Parlato a proposé un nouveau procédé de dosage de l'acétone à l'aide d'un vaporimètre. Sa méthode donnant des résultats fort peu exacts pour l'estimation de petites quantités d'acétone, nous croyons qu'il est superflu d'en reproduire ici la description.

Les autres méthodes, celles qui sont basées sur la réaction de Lieben, consistent à estimer l'acétone d'après la quantité d'iodoforme formée (méthodes de Jaksch, Krämer, etc), ou d'après l'évaluation de la quantité d'iode restant en solution après la formation du précipité d'iodoforme (méthode volumétrique de Messinger).

A. — *Méthodes basées sur le dosage de l'iodoforme formé dans la réaction de Lieben.*

Deux procédés différents permettent de connaître cette quantité : Appréciation par photométrie du trouble produit (Méthode de Jaksh) ou pesée de l'iodoforme recueilli (Méthodes de Krämer, Salkowski).

a) *Méthode de Jaksch.* — L'acétone est dosée photométriquement. Nous nous contenterons d'indiquer le principe de la méthode. « Toute l'acétone du distillat de l'urine est précipitée par addition de soude et d'iode ioduré, et le trouble qui en résulte est rendu semblable au trouble fourni par une solution d'acétone de teneur connue, vue sous une même épaisseur, par l'étendage avec de l'eau de l'une ou de l'autre solution ».

Cette méthode est compliquée ; nous doutons qu'elle donne des résultats suffisamment exacts, le trouble fourni par la formation d'iodoforme n'étant pas parfaitement homogène.

b) *Méthode de Krämer et méthode de Léo Vignon.* — Dans la méthode de Krämer, le liquide à essayer est traité par le réactif de Lieben. L'iodoforme formé est repris par 10 centim. cubes d'éther. De la couche d'éther qui surnage après quelques instants, on prélève avec une pipette 5 centim. cubes environ, qu'on évapore ensuite dans un verre de montre taré. Après évaporation, le verre de montre est desséché sur l'acide sulfurique et pesé. On a ainsi le poids d'iodoforme. Il est alors facile de calculer le poids d'acétone, sachant qu'une molécule d'iodoforme est fournie par une molécule d'acétone.

D'après Hintz, ce procédé donne des résultats certains pour de minimes quantités d'acétone. Si l'acétone s'élève à plus de 1 à 1,5 °/₀ il faut diluer le liquide à essayer.

La méthode de Leo Vignon ne diffère de celle de Krämer que sur quelques points de détail.

c) *Méthode de Deschmüller et Tollens. Méthode de Salkowski et Ken Taniguti.* — La méthode de Deschmüller et Tollens consiste, après avoir fait la réaction de Lieben, à recueillir l'iodoforme sur un filtre lavé à l'eau et désséché. Le filtre est ensuite débarrassé de l'iodoforme par des secousses répétées et désséché à 100°; on l'expose ensuite à l'air, puis on le dessèche à nouveau sur l'acide sulfurique. On peut ainsi évaluer la quantité d'iodoforme par pesée.

Cette méthode nous paraît inutilement compliquée. Dans la méthode plus simple de Salkowski-Ken Taniguti, l'urine, fortement acidifiée, est distillée aussi loin que possible. Le distillat est alcalinisé avec une solution de soude, additionné d'iode ioduré et abandonné à lui-même pendant 24 heures. Puis l'iodoforme est recueilli sur un filtre préalablement désséché sur l'acide sulfurique et taré. On lave alors celui-ci, on le dessèche à nouveau sur l'acide sulfurique et on le pèse[1].

Dans toutes ces méthodes, chaque dosage demande deux pesées et, de ce fait, exige beaucoup trop de temps. De plus, l'épuisement par l'éther et la dessiccation sur l'acide sulfurique entraînent une perte d'iodoforme. Il passe d'ailleurs toujours un peu d'iodoforme à travers le filtre, et il est très difficile d'enlever

[1] Supino indique un autre procédé de dosage : l'iode qui a servi à donner de l'iodoforme est transformé en iodure de sodium et ce dernier est dosé avec une solution d'argent (Méthode de Volhard). Cette méthode a été modifiée par Zœpffel (Voir Zœpffel. Diss. (Dorpat) 1893).

tout l'iodoforme des fioles dans lesquelles la réaction de Lieben a été faite.

Nous préférons à toutes ces méthodes celle de Messinger modifiée par Jolles.

B. — *Méthode volumétrique de Messinger.*

Messinger, en effet, a réussi à exécuter un dosage volumétrique de l'acétone qui ne laisse rien à désirer en simplicité et en certitude, du moins dans l'alcool méthylique et en solution aqueuse. Nous verrons plus loin son application dans l'urine.

« D'après les recherches de V. Orndorff et Jessel, dit-il, il se forme, par l'action du chlorure de chaux sur l'acétone, du chloroforme, de l'hydrate de calcium, du chlorure de calcium et de l'acétate de calcium. D'après eux, il apparaît comme produit de transition du trichloracétone qui avec l'hydrate de calcium forme du chloroforme et de l'acétate de chaux.

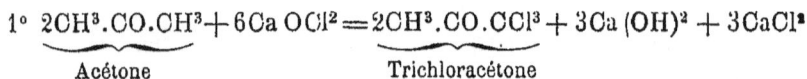

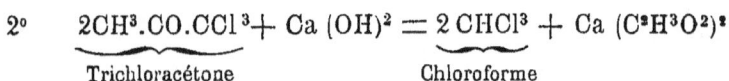

1° $2CH^3.CO.CH^3 + 6Ca\,OCl^2 = 2CH^3.CO.CCl^3 + 3Ca\,(OH)^2 + 3CaCl^2$

　　　Acétone　　　　　　　　　Trichloracétone

2° $\quad 2CH^3.CO.CCl^3 + Ca\,(OH)^2 = 2\,CHCl^3 + Ca\,(C^2H^3O^2)^2$

　　Trichloracétone　　　　　　Chloroforme

De même par la décomposition de l'acétone avec l'iode en solution alcaline, l'hypoiodite de potasse agit de telle façon que 12 molécules de celui-ci forment avec 2 molécules d'acétone 2 molécules d'iodoforme, d'après les formules suivantes :

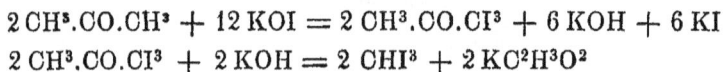

$$2\,CH^3.CO.CH^3 + 12\,KOI = 2\,CH^3.CO.CI^3 + 6\,KOH + 6\,KI$$
$$2\,CH^3.CO.CI^3 + 2\,KOH = 2\,CHI^3 + 2\,KC^2H^3O^2$$

L'iode en excès se trouve en solution sous forme d'hypoiodite de potasse et iodure de potassium.

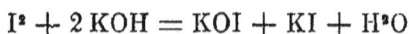

$$I^2 + 2\,KOH = KOI + KI + H^2O$$

Y a-t-il maintenant une quantité dosable d'iode dans la solution alcaline d'alcool méthylique à analyser, 12 molécules d'hypoiodite de potasse détruiront 2 molécules d'acétone. Donc 3 molécules d'iode sont nécessaires pour une molécule d'acétone.

Si on acidifie, après complète décomposition de l'acétone, le mélange à analyser, alors l'iode en excès qui se trouve sous forme d'hypoiodite et d'iodure sera mis en liberté.

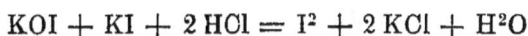

$$KOI + KI + 2 HCl = I^2 + 2 KCl + H^2O$$

L'iode devenu libre peut maintenant être titré avec une solution d'hyposulfite de soude. De la différence on déduit la quantité d'iode employée pour la formation de l'iodoforme et par suite la quantité d'acétone contenue dans l'alcool méthylique.»

Pour l'estimation quantitative de l'acétone dans l'urine par la méthode de Messinger, Jolles fait observer que l'urine doit être libérée du phénol et de l'ammoniaque, et que pour cela une seconde distillation est nécessaire, comme le dit aussi Huppert [1].

100 centim. cubes d'urine sont distillés, dit Jolles, avec 2 centim. cubes d'acide acétique pur à 50 %, (lequel ne dédouble pas l'acide phénylsulfurique). Alors le distillat acide, mais contenant de l'ammoniaque, est porté de nouveau à distillation après addition d'acide sulfurique.

Nous nous sommes assuré que pour la première distillation il suffisait de recueillir la moitié ou le tiers du volume primitif, suivant que la proportion d'acétone était forte ou faible. La seconde distillation doit être poussée plus loin. Dans toutes ces opérations il faut avoir soin de faire circuler dans le tube réfrigérant un courant d'eau assez rapide pour condenser exactement tous les produits de la distillation.

Les solutions suivantes sont nécessaires pour l'analyse : 1° Une solution normale de soude à 10 % ; 2° une solution très exactement titrée d'iode à 10 %, dissous dans l'iodure de potassium exempt d'iodate; 3° une solution d'acide chlorhydrique;

---

[1] Lorsqu'on exécute la réaction de Lieben avec un distillat contenant de l'ammoniaque, il se forme un précipité noir d'iodure d'azote qui masque le précipité d'iodoforme. Mais, à la longue, l'iodure d'azote, en présence d'un excès d'acétone, donne encore de l'iodoforme. Dans la réaction de Von Gunning, on provoque du reste, comme nous l'avons dit plus haut, la formation de cet iodure d'azote, et on conçoit qu'on puisse baser sur cette réaction une méthode de dosage analogue à celle de Messinger. Tel est le procédé de Dmokowski.

4º une solution d'hyposulfite de soude à 10 °/₀₀, titrée par rapport à la solution d'iode ; 5º une solution d'amidon.

Exécution de l'analyse. — Pour l'exécution de l'analyse, le second distillat est additionné : 1º d'une quantité connue de la solution normale de soude, 5 centim. cubes, par exemple; 2º d'une quantité d'iode ioduré, très exactement mesurée, à l'aide de la burette de Mohr, 10 centim. cubes environ de la solution normale. On attend ensuite que la réaction soit bien terminée. D'ordinaire, nous laissons reposer 24 h., mais un aussi grand espace de temps n'est pas nécessaire, une demi-heure suffit.

Puis, par l'acide chlorhydrique dont on emploie la quantité nécessaire pour saturer la soude ou mieux un léger excès, on met en liberté l'iode qui n'est pas entré en action et qui a formé de l'hypoiodite et de l'iodure de sodium. On opère ensuite le titrage de cet iode par la solution normale d'hyposulfite de soude. Pour cela on laisse tomber de l'hyposulfite de soude dans la liqueur jusqu'à décoloration presque complète ; on ajoute un peu d'eau amidonnée comme réactif indicateur, et on décolore complètement [1].

Sachant qu'une molécule d'acétone (58) consomme 3 molécules d'iode (762) pour former une molécule d'iodoforme, soit I la quantité d'iode consommée et A la quantité correspondante d'acétone

$$I : A = 762 : 58$$

d'où :
$$A = I \frac{58}{762} = 0,07612 \ I.$$

Pour calculer cette quantité I, soit Q la quantité totale d'iode employée pour la réaction, q la quantité d'iode à laquelle correspond 1 centim. cube de la solution d'hyposulfite, n le nombre de centimètres cubes d'hyposulfite ajoutés pour décolorer la liqueur,

$$I = Q - (q \times n)$$

d'où :
$$A = Q - (q \times n) \times 0,07612.$$

---

[1] On peut, pour apprécier plus facilement la décoloration, opérer la réaction sur un liquide privé au préalable de son iodoforme par filtration. Mais ce n'est pas nécessaire ; la coloration jaune de l'iodoforme n'apporte qu'une modification insignifiante à la couleur bleue de l'iodure d'amidon.

Cette méthode nous a toujours donné d'excellents résultats avec beaucoup plus de précision qu'aucune autre. Nous l'avons éprouvée par une longue série d'expériences, soit avec des solutions d'acétone, soit avec l'urine à laquelle nous ajoutions des quantités connues d'acétone avant ou après les distillations, et, après l'avoir comparée à la méthode de Salkowski-Ken Taniguti, qui, de tous les autres procédés nous a paru le plus pratique, nous avons reconnu qu'elle fournissait les résultats les plus satisfaisants. Nous sommes ainsi arrivé à la conclusion que, de toutes les méthodes employées, la méthode de Messinger-Jolles est de beaucoup la meilleure [1]. Elle n'exige pas une trop grande dépense de temps ; et l'inconvénient de la double distillation n'est pas à comparer avec ceux de la pesée et de la filtration ou de l'épuisement par l'éther.

C'est cette méthode que nous avons employée à l'exclusion de toute autre.

Zoepffel, qui a fait une étude comparative des divers procédés de dosage, trouve par les méthodes de :

Léo Vignon............. 25 % de l'acétone du liquide à essayer.
Krämer........... 50 à 70 %   »   »
Supino modifiée par Zoepffel 94 %   »   »
Messinger-Jolles.......... 96 %   »   »

Il n'a pas expérimenté avec la méthode de Salkowski-Ken Taniguti.

Nous donnons ici les résultats de quelques-unes de nos expériences, dans lesquelles nous avons dosé comparativement, par la méthode de Messinger et la méthode de la pesée de l'iodoforme, des quantités connues d'acétone en solution aqueuse ou en solution dans l'urine.

[1] Cette méthode, qui permet de doser des traces d'acétone dans un liquide, tire, comme on doit le comprendre, toute sa précision de la sensibilité de la réaction de Lieben d'une part et de la grande approximation avec laquelle on arrive à doser de minimes quantités d'iode par la méthode volumétrique d'autre part. Toutefois, pour des quantités très faibles d'acétone (de 1 à 3 milligr. %) elle ne permet pas d'affirmer l'exactitude mathématique du dosage.

1° *Solution aqueuse d'acétone* :

QUANTITÉ D'ACÉTONE employée	MÉTHODE DE SALKOWSKI		MÉTH. DE MESSINGER Acétone trouvée
	Iodoforme trouvé	Acétone d'après iodof.[1]	
0.001864	0.012	0.001764	0.00175
0.003728	0.022	0.00323	0.003697
0.009320	0.056	0.00823	0.009226
0.01864	0.105	0.0154	0.0182
0.03728	0.188	0.0276	0.0359
0.09320	0.576	0.084	0.09264

Ce tableau montre la supériorité de la méthode de Messinger pour le dosage de l'acétone en solution aqueuse. On voit, par contre, que la pesée de l'iodoforme donne des résultats beaucoup moins précis, ce qui est dû aux causes d'erreur inhérentes à la méthode que nous avons fait ressortir précédemment.

2° *Acétone ajoutée à l'urine* : L'acétone ajoutée au distillat de l'urine est retrouvée en très grande partie par la méthode de Messinger :

50 centim. cubes du distillat d'une urine contenant, d'après une estimation préliminaire, $0^{gr},00597$ d'acétone, sont additionnés de 20 centim. cubes d'une solution d'acétone purifiée à 0,1864/1000, soit de $0^{gr},003728$ d'acétone.

Acétone trouvée après cette addition = 0,009668, ce qui donne, après défalcation de la quantité initiale contenue dans le distillat employé, $0^{gr},003698$ pour la quantité ajoutée, valeur s'approchant beaucoup, comme on le voit, de la valeur réelle.

Dans d'autres expériences, nous avons obtenu les résultats suivants :

Acétone retrouvée		Acétone ajoutée au distillat
$0^{gr},001762$	au lieu de	$0^{gr},001862$
0.009044	»	0.009320
0.00907	»	0.009320
0.01768	»	0.01864
0.03728	»	0.03716

[1] Pour calculer l'acétone d'après l'iodoforme obtenu, on n'a qu'à multiplier la quantité d'iodoforme par le coefficient 0,147.

Si au lieu d'ajouter l'acétone au distillat, on l'ajoute à l'urine entière avant d'exécuter la première distillation, on ne la retrouve plus alors intégralement. Par exemple :

Acétone retrouvée		Acétone ajoutée
0^{gr},001715	au lieu de	0^{gr},001864
0.01706	—	0.01864
0.0169	—	0.01864
0.00334	—	0.003728

Cette erreur qu'entraîne la distillation est due, soit à ce que l'acétone, en raison de sa grande volatilité, n'est pas entièrement condensée dans le tube réfrigérant, soit à ce qu'elle n'est pas chassée complètement de ses solutions même par une ébullition prolongée. Cette cause d'erreur existe du reste pour toutes les méthodes de dosage, puisque dans toutes on opère sur le produit de distillation de l'urine.

L'exécution d'une deuxième distillation selon la méthode de de Messinger-Jolles vient encore augmenter cette perte ; mais il nous a paru que cette dernière était alors beaucoup moins notable que pour la première distillation. D'ailleurs, la perte est toujours inférieure à celle que font subir les autres méthodes qui emploient la pesée de l'iodoforme. C'est ainsi que, même après deux distillations, la méthode de Messinger donne toujours des résultats plus précis que le procédé de Salkowski. Les chiffres suivants viennent à l'appui de cette assertion :

ACÉTONE AJOUTÉE à l'urine	ACÉTONE RETROUVÉE d'après Messinger après deux distillations	POIDS D'IODOFORME après une seule distillation	ACÉTONE d'après l'iodoforme
0^{gr},01864	0^{gr},0169	0^{gr},097	0^{gr},0142
0^{gr},0932	0^{gr},088	0^{gr},537	0^{gr},0790

En appliquant comparativement les deux méthodes de pesée de l'iodoforme et de Messinger-Jolles, au dosage de l'acétone normalement contenue dans des urines diabétiques (chiens dépancréatés) nous avons obtenu des résultats différant entre eux en ce que la méthode de Messinger donnait toujours des valeurs plus fortes.

ACÉTONE D'APRÈS L'IODOFORME estimée par pesée (Salkowski) dans 200 cc. d'urine		ACÉTONE d'après la méthode de Messinger-Jolles (2 distillations) dans 200 cc. d'urine
Après une distillation	Après deux distillations 1	
0.0015	0.0016	0.0019
0.0042	0.0040	0.0045
0.0070	0.0064	0.0073
0.0080	0.0080	0.0088
0.0165	0.0156	0.0179

§ III. — ACÉTONURIE PHYSIOLOGIQUE.

La présence, dans l'urine normale de l'homme, d'un corps volatile donnant la réaction de l'iodoforme a été signalée tout d'abord par Lieben. Après lui la plupart des expérimentateurs, Jaksch, Salkowski, Viola, etc... ont obtenu cette même réaction. Jaksch la rencontre d'une façon constante dans l'urine de vache, de chien, de chat, de lapin, et dans le sang, les transsudats et les exsudats de l'homme, aussi bien pendant la vie qu'après la mort. La quantité d'iodoforme était d'ailleurs toujours très minime; la concordance des résultats nous autorise cependant à considérer comme faisant partie de la composition normale de l'urine la substance dont parle Lieben.

Mais la formation de l'iodoforme par addition d'iode ioduré et d'une lessive de soude n'est pas particulière à une substance chimique définie et s'applique, nous l'avons vu, à un grand nombre de corps. Il restait donc à préciser celui qui, dans l'urine normale, donne cette réaction.

Effectuées comme dans la méthode de Messinger-Jolles.

On pourrait supposer, comme le prétend Romme, qu'elle est fournie par l'alcool dont il existe normalement des traces dans l'urine physiologique. Mais, pour avoir un précipité tel que le donne l'urine normale ($0^{gr},010$ à $0^{gr},025$ d'iodoforme pour 300 centim. cubes d'urine) il faudrait des quantités d'alcool qui certainement n'existent pas dans ce liquide.

Nous avons vu que, d'après nos expériences, $1^{gr},8$ et $3^{gr},6$ d'alcool absolu ne nous donnent que $0^{gr},016$ et $0^{gr},028$ d'iodoforme. Or il paraît bien établi qu'il n'en existe jamais dans l'urine des proportions aussi considérables. D'ailleurs, l'ingestion d'alcool ne semble pas augmenter sensiblement le précipité. Ce fait a été avancé par Jaksch. Chez un chien auquel nous avons fait ingérer à différentes reprises 10, 16 et 25 centim. cubes d'alcool absolu, le précipité d'iodoforme ne s'est pas montré plus sensible que d'ordinaire. De même, la diète des boissons alcooliques ne paraît pas le diminuer ; dans tous les cas elle ne le fait pas disparaître.

Enfin ce qui prouve bien que ce corps trouvé dans l'urine normale n'est pas de l'alcool, c'est qu'il peut entrer en combinaison avec le bisulfite de soude, comme l'a démontré Lieben. Cet auteur en conclut qu'il s'agit d'une aldéhyde ou d'une acétone.

Pour Jaksch, Engel, Rosenfeld, Hirchsfeld, etc., ce corps n'est autre que de l'acétone. Salkowski le considère comme une substance donnant de l'acétone par distillation avec l'acide sulfurique. Romme et Viola nient que ce corps soit de l'acétone, parce qu'il ne donne pas certaines réactions qu'ils ont employées (réactions de Legal, Chautard, Reynold). Nous avons vu plus haut les critiques que l'on peut faire à ces diverses réactions. Nous rappellerons seulement qu'elles sont insuffisantes lorsque l'acétone est en faible quantité.

Un grand nombre d'arguments autorisent donc à admettre qu'il existe de l'acétone dans l'urine physiologique. Mais une preuve directe pouvait seule nous permettre de poser cette conclusion d'une façon définitive. Il fallait pour cela répéter avec l'urine normale ce que Jaksch avait déjà fait avec l'urine fébrile, c'est-à-dire en extraire l'acétone par distillation.

Pour arriver à ce résultat, nous avons recueilli et distillé journellement pendant plusieurs mois l'urine de gens bien portants, fréquentant le laboratoire de physiologie. La distillation, faite le plus souvent avec une légère addition d'acide acétique, fut toujours poussée assez loin pour recueillir environ 1/5 du volume primitif. Lorsque la quantité des distillats représentait à peu près 1 litre, une nouvelle distillation était faite, cette fois en acidifiant légèrement avec l'acide sulfurique du commerce. Nous sommes arrivé, par des distillations successives, ces dernières sans nouvelle acidification, à recueillir 500 centim. cubes de liquide, représentant le produit de 200 litres d'urine environ.

Ces 500 centim. cubes dégageant encore une forte odeur d'ammoniaque ont été acidifiés avec de l'acide sulfurique et distillés. Ce dernier distillat, 200 centim. cubes environ, dans lequel on percevait une légère odeur d'acétone, masquée en partie par d'autres odeurs aromatiques, fut saturé de bisulfite de soude et distillé à l'aide du déflegmateur. Les premières portions du liquide recueilli donnèrent faiblement la réaction de Lieben, qui était lente à apparaître et était probablement due à de l'alcool. Les portions suivantes ne donnant pas la réaction, on ajouta au résidu une lessive de soude en excès pour décomposer la combinaison avec le bisulfite, et la distillation interrompue fut reprise. Les premières gouttes obtenues donnèrent fortement la réaction de l'iodoforme. On recueillit, cette fois, environ 40 centim. cubes de liquide, ayant une légère odeur d'acétone, mais toujours quelque peu masquée par d'autres odeurs.

Enfin, une dernière distillation, longtemps prolongée, fut faite sur du chlorure de calcium à l'aide du déflegmateur et environ 1/2 centim. cube de liquide fut recueilli au-dessous de 60°. Ce liquide avait une forte odeur d'acétone; une goutte donnait immédiatement la réaction de Lieben ; par l'addition d'une solution concentrée de bisulfite de soude on obtint un précipité très abondant de petits cristaux. Il ne pouvait y avoir aucun doute, c'était de l'acétone. L'acétonurie est donc une fonction physiologique. Cette opinion, déjà soutenue par Jaksch, Engel, etc., se trouve entièrement confirmée par les résultats de nos recherches. L'acétone est secrétée et excrétée normalement par l'organisme.

On pourrait cependant supposer, avec Salkowski, que l'acétone n'est pas préformée dans l'urine, mais qu'il existe une substance capable par distillation d'engendrer l'acétone. Cette restriction ne nous semble pas diminuer sensiblement la valeur de notre conclusion, et nous nous croyons autorisé à considérer l'acétonurie comme une fonction normale.

On peut se demander alors dans quelles proportions cette excrétion se fait par l'urine. Jaksch trouve que les individus sains éliminent chaque jour par l'urine depuis des quantités indosables, jusqu'à $0^{gr},1$ d'acétone au maximum. Engel donne comme excrétion journalière $0^{gr},006$ à $0^{gr},018$. Les résultats des expériences que nous avons entreprises pour nous éclairer sur ce point, concordent sensiblement avec ceux rapportés par Jaksch. Nous trouvons que dans l'urine de l'homme il peut exister depuis 1 à 2 milligr. jusqu'à 19 milligr. d'acétone. Chez le chien et le lapin, la quantité en est toujours infime.

L'acétonurie varie suivant les conditions physiologiques. Elle est d'autant plus grande que le régime alimentaire est plus riche en substances azotées. Ce fait résulte des recherches récentes de Boeck et Slasse, Hirschfeld, Rosenfeld, etc. « Si on supprime les substances hydrocarbonées du régime alimentaire, on voit, dit Hirschfeld, la proportion de l'acétone atteindre les quantités quotidiennes de 200 milligr. jusqu'à 700 milligr. Très légère pendant les premiers jours du régime, l'acétonurie augmente progressivement pendant une semaine environ, pour rester ensuite stationnaire ». Une alimentation riche en hydrocarbonés la fait disparaître.

L'acétonurie s'élève à la suite d'un jeûne rigoureux et disparaît encore sous l'influence d'un régime hydrocarboné. Ainsi, un sujet en expérience qui, suivant Rosenfeld, après une période de jeûne, avait éliminé dans un temps donné 145 gram. d'acétone (?), par les urines, n'en rendit plus dans le même espace de temps que 12 gram., après qu'on lui eut fait absorber 145 gram. de sucre de canne à l'exclusion de tout autre aliment.

Baginsky a trouvé que chez le chien aussi un régime exclusivement carné (viande soigneusement dégraissée) augmente notablement l'acétonurie, alors qu'un régime hydrocarboné exclusif la diminue.

Contejean n'a pu déceler l'acétone qu'à l'état de traces dans l'urine d'un chien soumis à un jeûne prolongé pendant une semaine. Nos expériences corroborent ce résultat.

EXPÉRIENCE I. — Chien vigoureux de 15 kilogr. soumis au jeûne depuis le 12 février. Le 27 février, c'est-à-dire après quinze jours de jeûne, il ne rend que 0,^{mgr}9 d'acétone.

A partir de ce jour, il reçoit journellement 500 gram. de viande de cheval (muscle), à l'exclusion de tout autre aliment. Il élimine :

					mgr		mgr	
28 février et 1er mars }	Urine	290cc	contenant acétone	9,9 °/oo		= 2,8	en 24 h.
2 et 3 »	»	150	»	7,8		= 1,1	»
4 »	»	440	»	3,8		= 1,6	»
5 »	»	550	»	1,9		= 1	»
6 »	»	250	»	1,3		= 0,3	»
7 »	»	940	»	2,9		= 2,7	»

L'animal est alors de nouveau soumis au jeûne.

					mgr		mgr	
8 mars.	Urine	470	contenant acétone	1,6 °/oo		= 0,7	en 24 h.
9 »	»	140	»	2,2		= 0,3	»
10 »	»	90	»	2,2		= 0,1	»
11 »	»	170	»	1,6		= 0,2	»
12 »	»	160	»	34,0		= 5,4	»
13 »	»	140	»	3,4		= 0,4	»
14 »	Mort.						

Ainsi, dans cette expérience, un chien après quatorze jours de jeûne, n'a rendu que des traces d'acétone. Neuf jours durant, on le nourrit avec de la viande exclusivement ; l'acétonurie n'excède pas 2^{mgr},8. Enfin, une nouvelle période de jeûne ne produit qu'un seul jour une excrétion de 5^{mgr},4 d'acétone.

Expérience II. — Un chien, après sept jours de jeûne, élimine $1^{mgr},4$ d'acétone. Une alimentation carnée pendant six jours n'augmente pas considérablement cette excrétion, puisqu'elle ne dépasse jamais $3^{mgr},7$.

L'animal jeûne depuis le 14 janvier.

Le 22, Urine 200^{cc} contenant acétone $7^{mgr},2$ %$_{00}$ = $1^{mgr},4$ en 24 heures.

A dater de ce jour, on donne 500 gram. de viande dégraissée :

					acétone mgr		mgr		
Le 23	Urine	470^{cc}	contenant :	acétone	6,4 %$_{00}$	=	3	en 24 heures.
24	»	320	»		7	=	2,2	»
25	»	390	»		4,9	=	1,9	»
26	»	280	»		6,	=	1,6	»
27	»	840	»		4,5.	=	3,7	»
28	»	460	»		5,4	=	2,4	»

Dans une autre expérience, un chien de 10 kilogr. au quatorzième jour de jeûne élimine seulement $2^{mgr},4$ d'acétone. On le nourrit alors pendant sept jours de viande exclusivement ; l'acétonurie ne s'élève jamais au-dessus de $1^{mgr},5$ d'acétone pour 24 heures.

Ainsi, dans nos expériences, le jeûne et l'alimentation exclusivement carnée ne modifient pas sensiblement l'acétonurie chez le chien. Dans les mêmes conditions expérimentales, Baginsky dit avoir observé une augmentation notable de la quantité d'acétone éliminée. Mais cet auteur base son affirmation sur ce que le trouble produit dans la réaction de Lieben est alors beaucoup plus considérable. On comprend aisément que cette simple constatation ne lui donne pas de résultats très précis. Les dosages tels que nous les avons faits prêtent moins à la critique et nous permettent de dire que le jeûne et la diète carnée, tout en augmentant nettement la quantité d'acétone excrétée, n'amènent jamais une acétonurie bien considérable.

L'expérience nous a montré qu'il en est de même chez le lapin. Après une période de jeûne de sept jours, un animal élimina $0^{mgr},5$ d'acétone. Une ingestion de 9 gram. de viande cuite amena l'excrétion de 1 mgr. seulement.

§ IV. — ACÉTONURIE NERVEUSE.

Lustig le premier annonça que, chez le lapin et le chien, l'extirpation du plexus cœliaque, et même sa simple excitation par un
courant électrique ou par un agent chimique, comme l'acide
acétique, produisent fatalement une acétonurie, accompagnée
souvent de glycosurie et même d'albuminurie. Cette acétonurie
persiste longtemps, souvent jusqu'à la mort de l'animal, qui arrive
à l'improviste par coma acétonique, sans phénomènes évidents
qui la fassent prévoir et après une période de temps variable.

Ces faits furent infirmés par Peiper, qui chez 15 lapins ayant
subi l'extirpation du plexus cœliaque, ne vit l'acétonurie se produire que dans deux cas. Peiper reprocha, avec raison, à Lustig
de s'être servi pour la recherche de l'acétone de la réaction
Legal-Le Nobel sur l'urine non distillée.

Lustig reprit alors ses expériences en n'employant, cette fois,
que les réactions sur l'urine distillée de Lieben, Gunning et Reynold, et il confirma ses premiers résultats. Il se demanda ensuite
si des lésions d'autres portions du grand sympathique ne produi-
raient pas une acétonurie, au moins transitoire. L'extirpation des
ganglions cervicaux supérieur et inférieur lui donna des résultats
négatifs ; tandis que la section des nerfs splanchniques provo-
quait quelquefois une glycosurie et une acétonurie toutes deux
légères, et l'extirpation du plexus aortique abdominal, une faible
acétonurie passagère. La piqûre du plancher du 4e ventricule
déterminait aussi constamment, outre la glycosurie, une acétonurie transitoire, qui était parfois d'une grande intensité et toujours de durée plus longue que la glycosurie.

Ces recherches furent étendues par R. Oddi. Cet expérimen-
tateur montra que la piqûre du 4e ventricule, la section d'un
faisceau pédonculaire, l'extirpation d'une portion de la zone
cortico-motrice, l'ablation d'un lobe cérébelleux produisent,

outre une albuminurie très faible et passagère et une glycosurie
avec perte de poids considérable, une acétonurie transitoire apparaissant et s'accentuant à mesure que la glycosurie diminue et
disparaît. Dans un autre travail, Oddi confirme les effets de l'extirpation du plexus cœliaque annoncés par Lustig, et fait observer
encore le rapport inverse entre la glycosurie et l'acétonurie.

Viola nie complètement les résultats obtenus par Lustig.
D'après lui, l'extirpation du plexus cœliaque ne modifie en rien
les caractères de l'urine, et ne donne point lieu à la formation
d'acétone dans l'organisme.

Contejean, reprenant la question, se demande si l'apparition
de l'acétone dans l'urine, après l'extirpation du plexus cœliaque,
ne serait pas la conséquence d'une lésion grave, d'une inflammation, ou d'une infection microbienne concomitante. De fait, tous
les chiens auxquels il extirpa le plexus cœliaque, et qui présen-
tèrent de l'acétonurie, étaient atteints de péritonite, tandis que,
chez un chien opéré avec une asepsie rigoureuse, il ne trouva
que pendant trois jours des traces d'acétone dans l'urine comme
on en trouve fréquemment dans une urine normale.

Nous avons voulu nous rendre compte nous-même des faits
annoncés par Lustig. Pour cela, nous avons pratiqué l'extirpation
du plexus cœliaque chez quatre lapins et chez deux chiens.

Dans toutes ces expériences, nous avons pris les précautions
d'asepsie nécessaires à toute grave opération. Pour la recherche
de l'acétone dans l'urine, nous avons employé la réaction de
Lieben, qui, nous l'avons vu, est la plus sensible de toutes les
réactions de l'acétone. Nous nous sommes assuré, à l'autopsie,
que les ganglions cœliaques avaient bien été extirpés. Quant à la
nourriture de nos animaux, nous donnions aux lapins de l'avoine
et des herbages, et aux chiens de la viande seulement, évitant
ainsi toute influence défavorable du régime sur l'apparition de
l'acétone dans l'urine.

Expérience iii. — Lapin mâle d'un poids de 2050 gram. Extirpation des deux ganglions cœliaques le 12 mars 1897. Opération bien
réussie.

13 mars. Pas d'urine.

14. Urine 80ᶜᶜ. Sucre en faible quantité.

15. Urine 120ᶜᶜ. Sucre traces. Réaction de Lieben, léger trouble. Au microscope, cristaux d'iodoforme assez nombreux.

16. Urine 110ᶜᶜ. Sucre traces? Acétone 0,0023 %₀₀.

17. Urine 260ᶜᶜ. Sucre traces? Réaction de Lieben, Trouble très léger. Au microscope, quelques cristaux d'iodoforme.

18. Urine 240ᶜᶜ. Sucre 0. Acétone (0,0045 %₀₀).

19. Urine 60ᶜᶜ. Sucre 0. Réaction de Lieben, léger trouble.

20. Urine 122ᶜᶜ. Sucre 0. Réaction Lieben, très léger trouble (?).

22 et 23. Pas d'analyse.

24. Urine 260ᶜᶜ. Sucre 0. Réaction de Lieben douteuse. L'observation est interrompue et reprise le 9 avril.

9 avril. Urine 170ᶜᶜ. Sucre 0. Réaction de Lieben douteuse.

10. Mort. On s'assure à l'autopsie que les ganglions cœliaques ont été bien extirpés.

EXPÉRIENCE IV. — Lapin vigoureux de 3220 gram. Extirpation des deux ganglions cœliaques, situés au-dessus et au-dessous de l'artère mésentérique le 11 mars 1897. Bonne opération.

12 mars. Urine 70ᶜᶜ. Sucre traces assez nettes. Réaction de Lieben. trouble peut-être plus accentué que d'ordinaire.

13. Urine 90ᶜᶜ. Sucre traces. Réaction de Lieben trouble léger.

14. Urine 115ᶜᶜ. Sucre traces (?). Acétone 0,0019 %₀₀.

15. Urine 280ᶜᶜ. Sucre 0. Réaction de Lieben léger trouble; cristaux d'iodoforme au microscope.

16. Urine 230ᶜᶜ. Sucre 0.

17. Urine 300ᶜᶜ. Sucre 0. Réaction de Lieben : léger trouble.

18. Urine 170ᶜᶜ. Sucre 0. Acétone 0,0021 %₀₀.

19. Urine 230ᶜᶜ. Réaction de Lieben léger trouble.

20. Urine 190ᶜᶜ. Réaction de Lieben : très léger trouble.

21 et 22. Urine 250ᶜᶜ. Réaction de Lieben : très léger trouble.

23. Urine 240ᶜᶜ. Réaction de Lieben : très léger trouble. Au microscope : iodoforme amorphe.

24. Urine 120ᶜᶜ. Sucre 0. Réaction de Lieben douteuse. Poids actuel de l'animal 3235 gram.

25. Urine 91ᶜ. . Réaction de Lieben douteuse.

26 et jours suivants jusqu'au 2 avril. Réaction de Lieben douteuse.

2 avril. Urine 250ᶜᶜ. Réaction de Lieben : trouble très léger. Au microscope, quelques cristaux d'iodoforme.

3. Urine 120ᶜᶜ. Réaction de Lieben : trouble très visible, plus que d'ordinaire. Au microscope, très rares cristaux bien formés, surtout iodoforme amorphe.

4. Urine 80ᶜᶜ. Réaction de Lieben: trouble très léger. Au microscope, quelques cristaux d'iodoforme.

5. Urine 167^{cc}. Réaction de Lieben positive. Au microscope, très nombreuses rosaces et quelques cristaux hexagonaux. Acétone 0,0022 %$_{oo}$.

6. Urine 130^{cc}. Réaction de Lieben : trouble léger.

7. Urine 125^{cc}. Réaction de Lieben douteuse·

8. Urine 45^{cc}. Réaction de Lieben douteuse.

L'animal est mis en liberté.

Il meurt le 26 mai 1897, à la suite de l'inflammation d'une hernie d'une anse intestinale au niveau de l'incision. Nous nous sommes assuré que les deux ganglions cœliaques avaient été bien extirpés par une dissection minutieuse de la région que nous avions fait macérer un certain temps dans de l'acide nitrique dilué.

EXPÉRIENCE V. — Lapin du poids de 2380 gram. Extirpation des deux ganglions cœliaques le 12 mars 1897. Bonne opération.

13 mars. Pas d'urine.

14. Urine 40^{cc}. Sucre : faible quantité.

15. Urine 130^{cc}. Sucre traces. Réaction de Lieben: léger trouble. Acétone 0,0012 %$_{oo}$.

16. Urine 40^{cc}. Sucre traces. Réaction de Lieben: léger trouble.

17. Urine 110^{cc}. Sucre: traces? Réaction de Lieben : trouble plus accentué que précédemment.

18. Urine 140^{cc}. Sucre 0. Acétone 0,0026 %$_{oo}$.

19. Urine 120^{cc}. Sucre 0. Réaction de Lieben : léger trouble.

20. Urine 110^{cc}. Sucre 0. Réaction de Lieben : trouble assez accentué.

21. Urine 110^{cc}. Sucre 0. Réaction de Lieben: très léger trouble.

22. Urine 100^{cc}. Réaction de Lieben douteuse.

23. Urine 100^{cc}. Réaction de Lieben douteuse.

24. Urine 180^{cc}. Réaction de Lieben : très léger trouble. Au microscope, quelques rosaces.

Poids actuel de l'animal 2225 gram.

A partir de ce jour l'urine n'est plus examinée que de loin en loin. On ne trouve jamais que des traces infimes d'acétone.

L'animal est trouvé mort le 24 avril. A l'autopsie on constate une hépatisation rouge très prononcée du poumon gauche qui a vraisemblablement dù entraîner la mort.

EXPÉRIENCE VI. — Lapin de 2200 gram. Extirpation du plexus cœliaque le 8 mars 1892. Nous nous apercevons que l'urine de la veille, traitée par le réactif de Lieben, donne un très léger trouble.

9 mars. Pas d'urine.

10. Urine 200^{cc}. Sucre petite quantité. Réaction de Lieben: trouble très léger.

11. Urine 260^{cc}. Sucre traces. Réaction de Lieben : trouble très léger.

4

12. Urine 170 . Sucre traces. Acétone 0,0031 °/$_{oo}$.

13. Urine 40°°. Sucre traces. Réaction de Lieben : trouble très léger.

14. Urine 140°°. Sucre 0. Réaction de Lieben douteuse.

15. Urine 280°°. Sucre 0. Réaction de Lieben : léger nuage. Au microscope, quelques cristaux d'iodoforme.

16. Urine 130°°. Sucre 0, Réaction de Lieben, léger nuage.

17. Urine 250°°. Sucre 0. Réact. de Lieben douteuse.

18. Urine 250°°. Sucre 0. Acétone 0.0027 °/$_{oo}$.

19. Urine 160°°. Sucre 0. Réact. de Lieben douteuse.

Les jours suivants, la réaction de Lieben donne toujours un trouble douteux.

24. Poids de l'animal 2185 gram.

On lui injecte dans le péritoine 2°° d'une vieille culture de staphylocoques.

Cette injection ne produit aucun effet sur l'acétonurie. La réaction de Lieben, faite tous les jours sur le distillat de l'urine, ne produit aucun trouble sensible.

Le 29 mars. Poids de l'animal 2150 gram. Nouvelle injection dans le péritoine de 2°° de la même culture de staphylocoques.

1er avril. L'animal est faible et amaigri. Il perd ses poils, et ne pèse plus que 2 kil.

5. Il est tout efflanqué. Poids 1900 gram. Injection de 5°° de la culture de staphylocoques toujours dans le péritoine.

6. Injection de 10°° de la même culture.

8. Le distillat de l'urine traité journellement par le réactif de Lieben n'ayant jamais donné un trouble qui pût faire espérer une quantité dosable d'acétone, l'animal, qui se tenait difficilement sur ses pattes, est tué par la piqûre bulbaire.

A l'autopsie, on constate dans tout le péritoine de nombreux petits abcès avec une vaso-dilatation très marquée. Les ganglions cœliaques n'ont pas pu être retrouvés.

D'après cela, on voit qu'il apparaît toujours, à la suite de l'extirpation du plexus cœliaque chez les lapins, une glycosurie très faible, ne dépassant certainement pas 4 gram. °/$_{oo}$ et transitoire, ne durant guère plus de deux jours ; nous observons d'autre part une très légère augmentation de l'acétone dans l'urine, dans les quelques jours qui suivent l'opération, mais si légère que la quantité en est presque indosable. Nous avons eu cependant la curiosité de la doser quelquefois, et nous avons obtenu des chiffres si faibles que nous ne pouvons en affirmer l'exactitude.

Somme toute, cette acétonurie nous a paru presque aussi

insignifiante que celle que nous avons obtenue d'autre part chez des lapins auxquels nous avons extirpé les glandes thyroïdes, parathyroïdes ou la rate.

Tous nos animaux ont survécu à l'opération, du moins pendant longtemps, après un rétablissement complet ; et, si le lapin de l'expérience III est mort sans cause apparente 28 jours après l'opération, il ne nous semble pas absolument nécessaire d'incriminer l'ablation du plexus cœliaque, étant donné que les autres ont survécu beaucoup plus longtemps, et que deux d'entre eux ont succombé à des lésions n'ayant, semble-t-il, aucun rapport causal avec l'extirpation du plexus cœliaque.

Nos expériences sur les chiens confirment les précédentes.

EXPÉRIENCE VII.— *Grand chien de* 19 *k. Extirpation du plexus cœliaque le* 27 *mars* 1897.

JOURS	QUANTITÉ d'urine	SUCRE par litre	ACÉTONE EN MILLIGR.		ALBUMINE	NOURRITURE
			par litre	en 24 heures		
Mars						
28	0					Bouillon.
29	520cc	12gr,9	1.7	0.8	Traces	Viande seulement.
30	710	4.9	2.5	1.7		Viande »
31	110	Traces	Réact.Lieben positive			Viande »
Avril						
1	250	Traces	6.4	1.6	Traces	Viande »
2	420	Traces	5.2	2.1	Traces	Viande »
3	150	Traces	5.9	0.8	Traces	Viande »
4	160	0	Pas d'analyse			500 gram. viande.
5	200	0	6.3	1.2	Traces	Viande et pain.
6 et 7	775	»	1.3	1.0	Traces	» »
8	820	»	0.9	0.7		» »
9	680	»	1.7	1.1		» »
10	660	»	Traces			» »
11	480	»	Traces			» »
12	960	»	Traces			» »

L'animal, complètement remis de l'opération, est utilisé pour d'autres expériences.

Dans les expériences suivantes les résultats ne sont point différents :

EXPÉRIENCE VIII. — *Chien de 10 k. Extirpation du plexus cœliaque le 1er mai 1897.*

JOURS	QUANTITÉ d'urine	SUCRE par litre	ACÉTONE EN MILLIGR		ALBUMINE	ALIMENTATION
			par litre	En 24 h.		
1er Mai	460cc		0,2			Bouillon
2 »	0					Viande sans pain
3 »	260	12gr,4	2,5	0,6	0	Viande
4 »	410	4 ,5	2,5	1	traces	»
5 »	340	faible quantité	5,2	1,7	»	»
6 »	350	traces	4,2	1,4	»	»
7 »	650	0	1,9	1,2	»	»
8 »	490	0	0,9	0,4	»	»
9 »	Mort. L'animal s'est éventré : les points de suture ayant été enlevés trop tôt.					

Ici encore, nous trouvons une glycosurie faible et transitoire, comme l'ont vu Munck et Klebs, Lustig. Nous observons aussi, outre des traces d'albumine, une augmentation de l'acétone dans l'urine, augmentation qui est du reste plus apparente que réelle. Le trouble donné par la réaction de Lieben est certainement plus visible qu'à l'état physiologique, et au dosage la quantité d'acétone par litre d'urine est supérieure à la normale. Mais la quantité d'urine dans les jours qui suivent l'opération étant diminuée, le chiffre absolu d'acétone est par suite très faible. Un chien de 19 k. excréta en 24 heures au maximum 2 milligr, d'acétone, et un chien de 10 k. pas plus de 1 milligr. : c'est évidemment là une acétonurie bien légère. Notons que, pour éliminer l'influence défavorable des hydrates de carbone sur l'apparition de l'acétone dans l'urine, nous soumettions nos animaux, du moins pendant les 8 ou 10 jours qui suivaient l'opération, à la diète carnée, régime qui du reste à l'état normal n'a pas d'action sensible sur l'acétonurie.

Des deux chiens opérés par nous, l'un est mort accidentellement (éventration) neuf jours après l'opération, alors qu'il paraissait complètement remis. L'autre a survécu longtemps, deux mois environ, et n'a succombé qu'à la suite d'autres interventions.

Ainsi, nous avons constaté la survie de tous nos animaux,

comme Oddi d'ailleurs. Nous sommes donc loin d'avoir observé
le *coma acétonique* indiqué par Lustig comme une conséquence
de l'extirpation du plexus cœliaque. Il est vrai que Lustig nous
paraît assez facilement conclure au coma acétonique. « La mort
arrive toujours à l'improviste, sans phénomènes spéciaux qui la
fassent prévoir. Il me semble qu'il faut en chercher la cause
dans le développement de l'acétone dans l'organisme, développement qui a pour effet l'auto-intoxication, de la même manière
que l'acétone, administrée par la bouche ou par inhalation, con-
duit les animaux après une période de temps variable à une mort
certaine, par suite de coma acétonique».

Nous doutons que Lustig ait rencontré dans l'urine de ses
animaux opérés une quantité d'acétone assez grande pour fon-
der solidement une pareille affirmation. Dans tous les cas, il
néglige de nous apprendre qu'il a assisté lui-même aux phénomènes comateux.

D'après nos expériences, nous dirons que l'extirpation du plexus
cœliaque produit une glycosurie légère et transistoire, une
acétonurie insignifiante et une albuminurie très faible. Nous
ignorons la quantité d'acétone que Lustig et Oddi ont trouvée
dans l'urine de leurs animaux, ces expérimentateurs n'ayant pas
opéré de dosages. Cependant, il semble par la lecture de leurs
travaux qu'ils aient rencontré une acétonurie autrement impor-
tante que celle que nous avons obtenue. Il nous paraît difficile
d'expliquer cette différence. Nous avons mis nos animaux dans les
conditions d'alimentation les plus favorables pour assurer l'appa·
rition de l'acétone dans l'urine ; nous avons employé de toutes les
réactions de l'acétone la plus sensible. Nous ne pouvons non plus
trouver la raison de cette divergence dans la présence, chez les
animaux de Lustig et Oddi, de phénomènes inflammatoires ou
de troubles digestifs. Lustig se défend de les avoir rencontrés
dans les expériences les plus typiques. D'ailleurs, nous avons
montré dans le chapitre précédent, que ces phénomènes avaient
peu d'action sur l'acétonurie chez le chien. Nous pouvons encore
appuyer notre affirmation sur l'expérience du lapin n° 4. Il n'y a

pas eu augmentation de l'acétonurie à la suite de diverses injections dans le péritoine d'une culture de staphylocoques, vieille il est vrai, et probablement peu virulente, qui a tout de même amené la production de nombreux petits amas de pus dans le péritoine, avec amaigrissement rapide de l'animal.

----

§ V. — ACÉTONURIE TOXIQUE.

Une acétonurie depuis longtemps signalée est celle qui succède à la pénétration d'acétone dans l'organisme. Que cette pénétration ait lieu par la bouche, la peau ou les poumons, il y a passage d'acétone dans l'urine, si toutefois la quantité d'acétone absorbée est de quelque importance. L'acétone, en effet, n'est pas éliminée en totalité ; elle est en grande partie consommée par l'organisme, surtout chez l'individu sain : c'est ce qui explique pourquoi Frérichs n'a pas toujours rencontré de l'acétone dans l'urine d'individus auxquels il en faisait ingérer de fortes doses (10 à 12 gram. par jour). De plus, la voie rénale n'est pas la seule voie d'élimination de l'acétone, bien qu'elle soit prépondérante, d'après Albertoni et Vitali. Nous savons depuis Petters que l'haleine de certains malades diabétiques dégage une odeur d'acétone ; et de fait Ebstein a rencontré cette substance dans l'air expiré de certains sujets. Dévoto l'a trouvée dans la sueur, Mosler dans la salive, Burre-i dans les déjections diarrhéiques.

Nous avons pensé qu'il y aurait quelque intérêt à rechercher dans quelles proportions l'acétone introduite directement dans l'organisme s'élimine par l'urine.

Un chien de $4^k,450$ n'a rendu par l'urine que $0^{gr},0045$ d'acétone après une injection sous-cutanée de $1^{gr},64$ de cette substance. Le même chien, quelques jours plus tard, n'en élimina que $0^{gr},3087$, après une ingestion *per os* de $6^{gr},60$, ingestion qui produisit des accidents acétonémiques assez prononcés (faiblesse musculaire empêchant pendant un certain temps la station debout, fréquence, puis ralentissement des battements cardiaques et des mouvements respiratoires). Nous ne trouvâmes que $0^{gr},0478$ dans l'urine d'un autre chien de même poids, qui avait été soumis pendant 3/4 d'heure à une inhalation d'acétone, laquelle n'amena, il est vrai, qu'une anesthésie incomplète (30 gram. d'acétone furent employées).

L'action prolongée d'autres agents toxiques peut produire l'acétonurie. On l'a notée dans l'intoxication par le plomb, la morphine, l'antipyrine. Une injection de 8 centim. cubes d'une solution de chlorhydrate de morphine à 2 % à un chien de moyenne taille nous a toutefois donné un résultat négatif, et l'administration quotidienne de $0^{gr},50$, 1 gram., $1^{gr},4$ d'antipyrine à un petit chien de $3^{k},300$ a provoqué l'élimination par l'urine de moins de 2 milligr. d'acétone.

Après l'injection de fortes quantités de peptones dans le sang, nous n'avons observé qu'une acétonurie très faible ; et des doses progressives de curare administrées pendant plusieurs jours à un chien, qui a fini par succomber, ont fait passer dans l'urine de 24 h. au maximum 4 milligram. d'acétone avec des traces de sucre. Diverses injections de sulfate de strychnine, assez fortes pour provoquer des accidents tétaniques, ne produisirent qu'une excrétion d'acétone insignifiante. Boesi a signalé l'acétonurie après l'administration de pyridine, agent destructeur du sang. Becker l'a très souvent rencontrée dans la narcose par le chloroforme, l'éther et le bromure d'éthyle. Elle nous a paru nulle après l'anesthésie chloroformique chez le chien.

A côté de ces acétonuries produites par des agents toxiques parfaitement définis, nous placerons les acétonuries par infection microbienne, qui sont, elles aussi, probablement dues à l'action de substances chimiques (toxines). Mais ces acétonuries aussi, nous paraissent très légères et de faible importance, chez les animaux du moins. Jaksch, qui a démontré le premier l'existence de l'acétonurie dans les fièvres continues, a vu la quantité d'acétone s'élever dans la règle à plusieurs décigrammes.

EXPÉRIENCE IX. — *Chien de 6 k. ayant déjà subi l'extirpation d'un ganglion cœliaque soumis depuis plusieurs jours à un régime de viande non dégraissée.*

JOURS	URINE	ACÉTONE EN MILLIGR.		OBSERVATIONS
		par litre	en 24 h.	
3 mai.	320ᶜᶜ	2.8	0.8	Injection dans le péritoine de sang de chien laissé 2 jours à l'étuve à 40°. Nourrit. : viande
4 »	0			Inj. dans péritoine de sang laissé 4 jours à l'étuve. Nourrit. viande.
5 »	310	2.2	0.6	
6 »	150	4.3	0.6	»
7 »	180	1.9	0.3	»
8 »	170	1.6	0.2	»
9 et 10	260	1.8	0.4	»
11 et 12	120	0.8	0.09	»
13 mai.	230	?	?	Nourrit. : viande Inj. dans périt. d'un liquide purulent (2ᶜᶜ).
14 »	300	1.1	0.3	»
15 »	305	1.2	0.3	Nourrit. : viande.
16 »	290	4.9	1.3	»
17 »	295	1.7	0.5	»
18 »	105	1.4	0.1	»
19 »	120	2.8	0.3	»
20 »	300	3.5	1.0	Inject. dans péritoine de 1ᶜᶜ cult. de staphylocoque et 5ᶜᶜ urine de chien.
21 »	240	2.1	0.5	Nourrit. : viande
22 »	330	1.9	0.6	»
23 »	240	2.8	0.8	»
24 »	240	0	0	»
15 juin.	470	2.8	1.2	Injection de 18ᶜᶜ d'une culture de coli-bacille.
16 »	250	0	0	Nourriture : viande.
17 »	310	1.9	0.5	»
18 »	180	2.6	0.4	»
19 »	55	2.6	0.1	»
20 »	130	»	»	»
21 »	330	1.1	0.6	»
22 »	180	1	0.1	Laparotomie sans asepsie. On laisse dans le ventre 2 petits fragments d'éponge sale. — On y verse en plus 4ᶜᶜ d'urine.
23 »	70	2.2	0.1	»
24 »	60	1	0.06	»
27 »	160	4.9	0.07	»
29 »	360	3	1.0	»
3 juillet.	260	4	1.0	Mort provoquée.

L'animal a con sidérablement maigri, a perdu ses poils : il est sacrifié. A l'autopsie, on observe une vaso-dilatation exagérée de tout le péritoine, avec phénomènes inflammatoires plus marqués au niveau de l'incision abdominale. On remarque un abcès bien circonscrit avec pus autour de chaque morceau d'éponge.

Nos chiens atteints de péritonite intense entraînant la mort en quelques jours, n'ont jamais excrété par l'urine 2 milligram. d'acétone ; et une pneumonie double, chez un petit chien ayant déjà subi une extirpation incomplète du pancréas, n'entraîna pas une élimination d'acétone supérieure à 1 milligram. Diverses injections de sang putréfié, de culture de staphylocoques et de coli bacilles dans le péritoine d'un autre animal, une laparotomie sans la moindre asepsie n'entraînèrent qu'une acétonurie insignifiante.

Ces dernières circonstances sont indiquées dans le tableau ci-dessus (Exp. ix).

De même un lapin n'excréta pas plus d'acétone après de nombreuses injections dans le péritoine d'une culture de staphylocoques, qui provoquèrent un amaigrissement rapide de l'animal et finalement la mort.

Acétonurie phloridzinique. — D'une tout autre importance est l'acétonurie provoquée par l'ingestion ou l'injection sous-cutanée de phloridzine, glucoside extrait de l'écorce des Pomacées.

Von Mering a trouvé que, lorsqu'on fait ingérer à des animaux de la phloridzine, on obtient un diabète intense dans lequel le sucre est excrété dans l'urine en grande quantité. Un fait très intéressant qu'il indique aussi, c'est que, chez un de ses animaux maintenu à jeun, il se développa à la suite d'une administration prolongée de phloridzine un état semblable au coma diabétique, avec excrétion de grandes quantités d'acétone, d'acide oxybuty-rique et augmentation de l'ammoniaque dans l'urine.

Voici le résultat des dosages de l'acétone que nous avons effectués chez deux chiens intoxiqués par la phloridzine.

EXPÉRIENCE X. —*Ingestion per os de phloridzine combinée avec le jeûne. Petit chien d'un poids de 3k.330 ayant subi plusieurs jours auparavant diverses injections d'antipyrine.*

Jours	Quantité en cc.	SUCRE		URÉE par litre	ACÉTONE EN MILLIGR.		OBSERVATIONS
		par litre	total		par litre	totale	
Mars 31	300	0		gr 5.5	Traces très légères		Animal maintenu à jeûn pendant toute la durée de l'expér.
5	500	0		22	milligr. 6.9	milligr. 3.4	Ingestion per os de 2ᵍʳ de phlor.
6	205	9ᵍʳ6	1.9		3.1	0.6	»
7	130	43	5.6	49.2	38	4.9	»
8	120	23.8	2.8	26.0	62.6	7.4	»
9	98	23.8	2.3	16.9	136 0	13.3	»
10	150	31.2	4.6	28.8	283.0	42.5	3ᵍʳ de phlor.
11	190	29.4	5.5	21.4	341.0	64.7	Pas de phlor.
12	50	43.4	2.17	60	427.0	21.3	Ingestion de 2ᵍʳ de phlor.
13	160	22	3.5	23.6	376.0	60.2	»
14	175	20.8	3.6	16.8	368.6	64.5	»
15	50	28	4.2	25.4	622.4	73.3	Pas de phlor.
16	46	27.7	1.2	38.4	1087.7	50.0	Ingestion de 4ᵍʳ de phlor.
17	75	33.3	2.4	33.4	622.5	46.6	Mort. L'animal n'a pas absorbé toute la phlor.

Cette expérience nous montre une glycosurie de moyenne intensité, étant donné le poids du chien et son état de jeûne. La polyurie est manifeste, diminuant considérablement les jours où on interrompt l'administration de phloridzine ; et l'acétonurie est intense. Elle n'apparaît que le second jour après la première ingestion de phloridzine, s'accroît graduellement et atteint le chiffre maximum de 73 milligram. pour les 24 h. Nous signalerons en outre l'apparition d'une albuminurie légère mais évidente, environ 1 gram. d'albumine par litre d'urine.

L'expérience suivante (XI) indique l'influence sur l'acétonurie des hydrates de carbone, de l'axonge, du bicarbonate de soude, l'animal recevant d'ailleurs journellement les mêmes quantités de viande (100 gram.) et de phloridzine (1 gram .).

Exper. X.

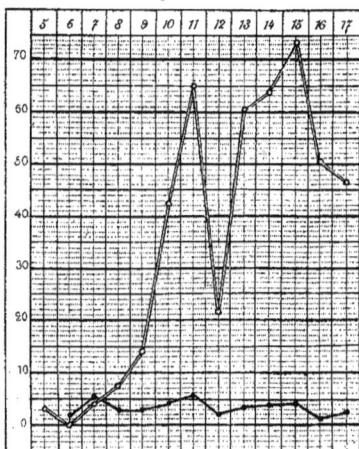

Ingestion de phloridzine combinée avec le jeune.
Acétone en milligram. ○━━━○━━━○
Sucre en gram. ●━━━●━━━●

Exper. XVI

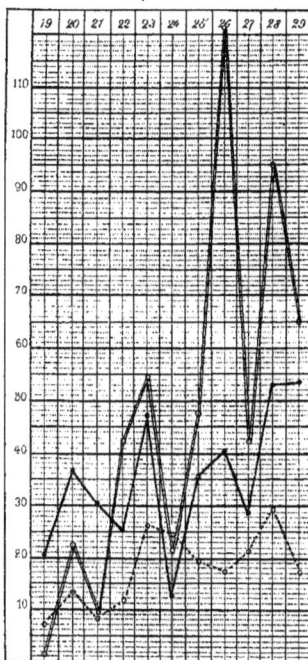

Acétone en milligram. ○━━━○━━━○
Sucre en gram. ●━━━●━━━●

Expérience xi. — *Chien de 6ᵏ,100 mis en cage le 4 mai afin de recueillir la totalité de ses urines. Ingestion de phloridzine combinée avec l'alimentation.*

Dates	Urine	SUCRE en gram.		URÉE par litre en gr.	ACÉTONE en milligr.		ALIMENTATION
		par litre	totale		par litre	Totale	
Mai	cc						
5	0						100gr viande dégraissée.
6	130	0		50.4	0.9	0.1	1er phlor., 100gr viande.
7	420	11	4.6	35	0.9	0.4	1er phlor., 100gr viande.
8	380	7.2	2.7	22.8	19.9	7.5	1er phlor., 100gr viande.
9	350	5.5	1.9	25.4	56.9	20	1er phlor., 100gr viande, 50gr pain.
10	390	6.9	2.7	22.6	2.2	0.8	1er phlor., 100gr viande.
11	480	6.7	3.2	23.2	9	4.3	1er phlor.,100gr viande,20gr saccharose.
12	260	8.6	2.2	8.4	0		1er phlor., 100gr viande.
13	300	10	3	23.4	1.8	0.3	1er phlor., 100gr viande.
							Poids de l'animal : 5k,480
14	330	9.6	3	27.4	2.1	0.7	1er phlor., 100gr viande.
15	280	10	2.8	30.6	3.1	0.8	1er phlor., 100gr viande.
16	380	9.6	3.6	24.6	44.9	17.1	1er phlor., { 100gr viande. 5gr bicarbonate de soude
17	355	8.5	3	31.2	19.5	6.9	1er phlor., 100gr viande.
18	210	5.7	1.2	40.6	35.8	7.6	1er phlor., 100gr viande. Vomissement
19	150	21.4	3.2	46.8	27	4	1er phlor., 100gr viande.
20	340	12	4.1	34	57.3	19.4	1er phlor., { 100gr viande. 20gr axonge.
21	270	11.6	3.1	27.8	2.4	0.6	1er phlor., 100gr viande.
22	410	8.1	3.3	29	14.5	5.9	» »
23	250	15	3.7	40.6	72.1	17.9	» »
24	210	12.0	2.6	41.6	2	0.4	» »
25	350	14.2	4.7	17.8	2.3	0.7	» »
26	250	10.7	2.7	14.2	6.5	1.6	1er,50 phlor., 100gr viande.
27	220	12	2.6	22.2	5.6	1.2	» »
28	340	15.7	5.6	55.6	6.6	2.2	» »
29	265	11.1	2.9	24.6	0.8	0.2	» »
30	220	12.4	2.7	21.2	14.6	3.2	» »
							Poids de l'animal 3k,920
31	320	9.9	3.1	17.2	2.8	0.8	1gr,5 phlor., 100gr viande.
Juin							
1er	200	13	2.6	24.6	6	1.2	100gr viande sans phloridzine.
2	100	traces		25.6	4.2	0.4	Viande seulement.
3	140	»		22.2	0		»
4	280	»		20	0		Mort.

Rien de particulier à signaler du côté de la polyurie et de la glycosurie. Notons encore ici une albuminurie légère. L'acéto-

nurie comme dans le cas précédent n'apparaît que le second jour
après la première ingestion de phloridzine, tandis qu'on peut
constater la glycosurie dès le 1er jour.

50 gram. de pain firent tomber l'acétonurie presque complètement le lendemain de leur ingestion. 20 gram. de sucre de
canne, administrés peut-être trop tôt pour que l'influence de
l'ingestion du pain fût épuisée, maintinrent cette absence d'acétone pendant 4 jours. Le 5e jour après, l'acétone réapparaît en
quantité notable ; 5 gram. de bicarbonate de soude la font diminuer. Un vomissement, rejetant une partie de la phloridzine
ingérée, retarde d'un jour l'ascension de l'acétonuri e; elle disparaît
encore sous l'influence de l'ingestion de 20 gram. d'axonge.
Puis, après une légère recrudescence, elle retombe malgré une
alimentation exclusivement carnée ; et une augmentation de la
quantité journalière de phloridzine (1gr,5) ne la fait apparaître
qu'un seul jour d'une façon notable.

Ce dernier fait nous paraît difficile à expliquer, étant donné
l'augmentation de la quantité de phloridzine ingérée et l'exclusion
des hydrates de carbone de l'alimentation. On ne peut guère invo-
quer les progrès de la cachexie, puisque la glycosurie s'est main-
tenue et n'a cessé que quand on n'a plus administré de phloridzine.

Toutefois ces deux expériences nous permettent d'avancer que
l'acétonurie produite par l'ingestion de phloridzine acquiert une
notable intensité et qu'elle est sous ce rapport comparable, comme
nous le verrons, à celle qui est consécutive à l'extirpation du
pancréas. Il est probable que, si nous avions administré des
doses journalières de phloridzine plus grandes [1], nous aurions
obtenu des quantités d'acétone considérables ; et peut-être
aurions-nous observé, comme V. Mering, des phénomènes
comateux. Mais même avec des doses faibles nous avons constaté
dans l'urine des quantités d'acétone qui nous permettent de dire
que l'acétonurie phloridzinique est d'une certaine gravité.

---

[1] La phloridzine étant un produit assez cher (0 fr. 50 le gramme), on com-
prendra aisément que nous n'ayons pas pu en employer de fortes quantités.

§ VI. — ACÉTONURIE DANS LE DIABÈTE PANCRÉATIQUE.

Von Mering et Minkoswki, en démontrant que l'extirpation du pancréas chez le chien produit le diabète, ont aussi annoncé qu'on pouvait, dans quelques cas, déceler dans l'urine des chiens dépancréatés des quantités notables d'acétone, d'acide diacétique, d'acide β-oxybutyrique. Ayant eu en partie à notre disposition de nombreux chiens rendus diabétiques par M. le professeur Hédon, nous avons étudié l'acétonurie chez la plupart d'entre eux. Nous pourrions présenter l'observation de 20 chiens diabétiques. Malheureusement, le plus grand nombre n'a pu être examiné jusqu'à la mort, ces animaux ayant servi à d'autres expériences. Il est en effet d'un réel intérêt, croyons-nous, de savoir comment se comporte l'acétonurie avec les progrès de la cachexie. Nous savons déjà que la glycosurie décroît et peut même cesser complètement dans les derniers jours qui précèdent la mort. En est-il de même pour l'acétonurie ? Nous pourrons répondre à cette question en présentant l'observation de deux chiens dépancréatés qu'il nous a été permis de suivre jusqu'à la mort.

Mais auparavant, étudions l'acétonurie dans le cours du diabète expérimental. Pour cela nous diviserons nos chiens diabétiques en trois séries.

1re série. — *Diabète grave.* — Chez les chiens de cette catégorie, la glycosurie est intense ; le sucre apparaît aussitôt après l'opération et ne fait pas défaut un seul jour, malgré une alimentation carnée longtemps prolongée. La dénutrition est rapide.

2e série. — *Diabète à forme légère.* — La glycosurie est faible ou nulle pour un régime carné, et elle n'apparaît d'une façon sensible que lorsque l'animal ingère des hydrates de carbone. Même dans un cas, la glycosurie ne se montra qu'au début, et fut de courte durée. Les animaux de cette catégorie sont ceux chez lesquels le pancréas n'a pas été enlevé en totalité.

3ᵉ série. — *Animaux ayant subi la transplantation sous-cutanée d'un fragment de pancréas.* — Chez ces animaux, la glycosurie est nulle ou légère après l'extirpation du pancréas intra-abdominal, et apparaît ou se renforce après l'extirpation du fragment transplanté (Minkowski, Hédon).

De toutes nos expériences il se dégage ce fait important, c'est que, de même que la glycosurie, l'acétonurie apparaît toujours inévitablement après l'extirpation totale du pancréas. Elle n'a jamais manqué, lorsque l'extirpation a été complète, autrement dit lorsque la glycosurie a apparu.

Minkowski n'a pas constaté d'une façon constante l'apparition de l'acétonurie dans le diabète pancréatique. Mais il avoue que dans le plus grand nombre des cas la recherche de l'acétone n'a pas été faite.

PREMIÈRE SÉRIE. — DIABÈTE GRAVE.

EXPÉRIENCE XII. — *Chien de* 15 *k. Extirpation de la portion descendante du pancréas le* 16 *février* 1897. *Extirpation totale du pancréas le* 13 *mars* 1897.

Jours	URINE en cc.	SUCRE en gr.		ACÉTONE en mgr.		ALIMENTATION
		par litre	Total	par litre	Totale	
14 mars	0					Bouillon.
15 »	640	11.6	7.4	2.3	1.5	Bouillon et viande.
16 »	1400	14.2	19.8	3.8	5.3	Viande.
17 »	840	37	31.0	18.4	15	Viande et pain.
18 »	610	38	23.2	24.7	15	Viande et pain.
19 »	1260	43	54.2	40.6	51.1	À 1 h., 300ᵍʳ viande, 50ᵍʳ pain. 4 h., on pratique une fistule du canal thoracique, puis injection dans intestin de 250cc. de lait.
Urine dans la vessie	95	55	5.2	7.2	0.6	1/2 h. après, animal mort.

A l'autopsie, on constate l'absence complète du pancréas. Pas de péritonite.

Dans cette expérience, l'acétonurie qui a apparu un jour après la glycosurie (notons ce fait, nous le retrouverons ultérieurement) a une tendance à s'accroître et atteint, le sixième jour, le dernier de l'observation, un chiffre assez élevé (51 milligr.).

EXPÉRIENCE XIII. — *Chien de 19 k. Extirpation de la portion descendante du pancréas le 15 février 1897. Extirpation de la partie restante le 9 mars 1897. Opération pénible, hémorragies assez importantes.*

Dates	Urine en cc.	SUCRE en gr.		ACÉTONE en mgr.		ALIMENTATION
		par litre	Total	par litre	Totale	
10mars	550	45.4	24.9	1.7	0.9	Bouillon.
11 »	420	76	31.9	9.2	3.8	Bouillon et viande.
12 »	750	64.4	48.3	12	9	Viande ordinaire.
5 h.	150	17	13	8	1	A 5 h. 20, inj. dans veine fémor. de 50gr glucose dissous dans 130cc eau.
De 5h20 à 7 h.	346	95.9	33.2	3.7	1.1	
13mars	290	102	29.5	16.4	4.7	Bouillon et viande.
14 »	340	100	34	26.6	9	Mort. Péritonite purul.

Ici encore l'acétonurie n'apparaît que le second jour après l'extirpation du pancréas et a une marche légèrement ascensionnelle. Notons la chute de l'acétonurie sous l'influence d'une injection intra-veineuse de glucose. Ce fait n'a pas lieu de nous étonner, connaissant l'action des hydrates de carbone sur l'acétonurie. Il paraît pourtant en contradiction avec ce qu'aurait établi Vaughan-Harley, qui, ayant injecté du sucre dans les veines d'un chien après la ligature des uretères, aurait constaté·l'apparition de l'acétone dans le sang, à côté d'autres substances analogues à celles qu'on trouve chez les diabétiques (acide lactique, alcool, acide éthyldiacétique).

Quant à la péritonite purulente, il nous est permis de ne pas en tenir compte. Nous avons montré ailleurs son peu d'action sur la production d'acétone, même chez les chiens ayant subi l'extirpation du pancréas.

EXPÉRIENCE XIV.— *Chien de 10 k. 1/2. Extirpation de la portion descendante du pancréas le 10 mars 1897. Extirpation de la totalité du pancréas le 1er avril.*

Jours	URINE en cc.	SUCRE		ACÉT. EN MILLIGR.		ALIMENTATION
		par litre	Total	par litre	Totale	
2 avril.	0	gr.	gr.			Aliments : Bouillon.
3 »	420	21.7	9.1	9	3.7	Viande.
4 »	590	33.3	19	14.9	8.8	»
5 »	490	62	30.3	35.2	17.2	»
6 »	630	41.6	26.2	9.4	5.9	500 gr. viande
7 »	510	45.6	23.3	31	15.8	Sa pâtée n'est pas renou- velée.
8 »	410	31.2	12.7	27.2	11.1	
9 »	800	17.8	14.2	23.4	18.7	L'animal est sacrifié pour une autre expérience. Pé- ritonite généralisée, mais peu accentuée.

EXPÉRIENCE XV.— *Petite chienne, âgée de 2 mois. Poids : 4k,250. Extirpation de la totalité du pancréas en une seule opération le 23 janvier 1897. On a pu ménager la vascularisation de l'intestin en raison du peu d'adhérence de la tête du pancréas avec le duodénum. Animal à jeun.*

Jours	Urine	SUCRE		URÉE par litre	ACÉTONE EN MILLIGR.		ALIMENTATION
		par litre	total		par litre	totale	
Janvier							
24	87cc	36gr	3.1		non dosé		60cc de lait.
25	140	64	8.9	48gr9	10.6	1.4	106cc lait.
26	127	100	12.7	60.4	35.7	4.5	100gr viande de cheval.
27	145	70	10.1	41.4	447	64.8	100gr viande (il en laisse les 3/4).
28	178	63	11.2	43	342	17.7	L'animal refuse une nou- velle pâtée.
30	80	50	4	49.4	331	26.4	45cc de lait.
31	?						Aucune nourriture.
Février							
1	45	12.2	0.5	8.9	130	5	id.
2	Mort de l'animal. Abcès enkysté de la grosseur d'une noix au ni- veau de la courbure du duodénum.						

On voit que dans cette dernière expérience l'acétonurie fut

beaucoup plus intense que dans les cas précédents, et qu'elle faiblit les derniers jours, en même temps que la glycosurie, malgré l'état de jeûne de l'animal.

EXPÉRIENCE XVI. — *Chien de 13 k. Extirpation de la portion descendante du pancréas le 10 novembre 1896. Extirpation complète du pancréas le 18 décembre 1896.*

JOURS	URINE en cc	SUCRE		URÉE 0/00	ACÉT. en milligr.		ALIMENTATION
		0/00	Total		0/00	Totale	
Déc.		gr.	gr.	gr.			
19	800	26	20 8	7.81	2.4	1.9	Bouillon.
20	960	38	36.4	12.9	23.3	22.3	Viande et pain.
21	670	45	30.1	13.5	13.9	9.3	507 gr. viande cheval sans pain.
22	770	32.3	24.8	14.4	54.9	42.3	»
23	720	62.5	47	36.4	74.9	54	700 gr. viande cheval.
24	530	23.3	12.2	46	39.9	21.1	»
25	1100	32.2	35.4	17.7	43	47	Abcès au niveau de la plaie abdominale.
26	1210	33.3	40.3	14	101.5	122.8	700 gr. viande.
27	400	71.5	28.6	53.1	107.8	43.1	»
28	580	90.9	52.7	50.7	164.	95	»
29	590	90.9	53.6	29.2	109.8	64.8	
» 10ʰ mat.	85	81.5	6.9	50.4			
10ʰ à 5ʰ	330	84.5	38.1	19.1	122.6	40.4	A 10 h. ration ordinaire avec 5 gr. de phloridzine dont il vomit une partie.
5ʰ à 9ʰ soir.	72	100	7.2	30.6	310.6	22	A 6 h. piqûre du bulbe.
30 (nuit).	350	44	15.4	19.2	130.8	45.8	
» (matin)	44	44	64.8	60.8	313.	14	L'animal est sacrifié.

L'acétonurie n'apparaît, ici encore, que le second jour après l'extirpation du pancréas. Elle devient très forte, atteint le chiffre de 122 milligr. après une diminution assez accentuée, coïncidant avec une baisse de la glycosurie, probablement par suite de la présence d'un abcès au niveau de la plaie abdominale.

EXPÉRIENGE XVII. — *Chien de 18 k: — Injection d'huile dans le canal de Wirsung et extirpation de la portion descendante du pancréas le 24 octobre 1896. Extirpation de la tête du pancréas le 3 décembre 1896.*

JOURS	Urine	SUGRE		URÉE	ACÉT. en milligr.		OBSERVATIONS
		0/00	Total	0/00	0/00	Totale	
6 janvier.	360cc	0		21gr,2	Traces	»	Aliment. : 600 gr. viande et 200 gr. pain.
7 »	920	Traces		10.9	5.7	5.2	»
8 »	1030	0		9.47	5.7	5.9	»
9 »	910	Traces		22.8	4.5	4.1	Extirpation de la portion restante .du pancréas.
10 »	»						Aliment. : Bouillon.
11 »	560	70gr	39gr2	36.9	15.0	8.4	600 gr. viande de cheval.
12 nuit.	850	65.3	55.5	33.3	26.6	22.3	
10h 25 mat.	100	76.0	7.6	60.6	32.5	3.2	Ingestion per os de 5 gr. de phloridzine à 11 h.
10h 25 à 4 ½	328	37.6	20.9	76.4	36.1	11.8	A 5 h. piqûre du bulbe.
à 6h ¾.	40	104	11.1	33.6	139.4	5.6	
13 janvier.	60	81.7	4.9	37.6	167.0	1.0	
	200	66.5	13.3	56.7	40.4	8.1	L'animal est utilisé pour une autre expérience.

On voit par là que l'acétonurie, peu accentuée à la suite de l'extirpation de la tête du pancréas et de la sclérose incomplète de la partie restante (absence de glycosurie), s'accroît nettement après l'ablation totale de la glande (apparition de la glyco-surie).

Dans ces deux dernières expériences, on constate de plus une augmentation relative de l'acétonurie à la suite de l'ingestion de phloridzine ou de la piqûre bulbaire. Nous tendrions plutôt à considérer l'action de la phloridzine comme prépondérante; car la piqûre bulbaire n'a pas produit de modification appréciable de la glycosurie, et en tous cas s'est montrée impuissante à relever le taux du sucre dans le sang, abaissé par la phloridzine ; d'autre part, nous savons que l'action de la phloridzine sur l'acé-tonurie est assez lente à se manifester.

DEUXIÈME SÉRIE. — DIABÈTE A FORME LÉGÈRE.

EXPÉRIENCE XVIII. — *Chien de 18 k. 1/2 ayant subi la transplantation sous la peau de l'abdomen de la portion descendante du pancréas (greffe) le 5 mai 1897. Extirpation du pancréas abdominal le 25 mai.*

Dates	Urine en cc.	SUCRE		URÉE	ACÉTONE EN Mᵍʳ		ALIMENTATION
		par litre	en 24 h.	par litre	par litre	en 24 h.	
mai 26	0	0					Bouillon.
27	680	8ᵍʳ	5ᵍʳ4	55ᵍʳ2	1.9	1.3	Viande.
28	500	traces		13.3	3.3	1.6	Viande.
29	350	»		24.6	2.7	0.9	400ᵍʳ viande, 100ᵍʳ pain.
30	0	0					400ᵍʳ viande.
31	200	traces		—	4.8	1	400ᵍʳ viande.
juin 1ᵉʳ	390	4	1.5	33.4	6.9	2.7	Extirpation incomplète du fragment transplanté. 400ᵍʳ viande
2	710	4.9	3.4	48.4	3.8	2.7	500ᵍʳ viande.
3	620	6.6	1.4	38.4	11.8	7.3	»
4	640	8.8	5.6	43.6	14.9	9.5	500ᵍʳ viande, 100ᵍʳ pain.
5	590	8.2	4.8	37.4	6.6	3.9	»
6	590	3.7	2.1	49	1.3	0.8	500ᵍʳ viande.
7	730	traces	»	31.2	traces	?	»
8	110	»	»	50.2	»		»
9	690	»	»	34	»		500ᵍʳ viande, 150ᵍʳ pain.
10	850	»	»	31.2	»		
11		Mort d'hémorrhagie après extirpation de la rate.					

Autopsie : Une partie de la greffe, de la grosseur d'une noisette, restait entre les lèvres de la plaie primitive, dans le tissu de cicatrice, et le pédicule très volumineux y aboutissait. Structure glandulaire normale.

On voit, dans cette expérience, la glycosurie et l'acétonurie manquer à peu près complètement jusqu'à l'extirpation de la greffe. Après l'extirpation de la greffe, l'acétonurie et la glycosurie apparurent, mais elles demeurèrent peu intenses et cessèrent bientôt presque complètement, malgré l'influence qu'une alimentation surtout carnée aurait pu exercer sur l'excrétion de l'acétone.

La raison en est fournie, sans nul doute, par ce fait que la greffe ne fut pas enlevée en totalité. — Cette expérience montre bien la relation de l'acétonurie avec la glycosurie.

L'influence de l'ingestion de pain sur l'acétonurie ressort aussi clairement de la série des chiffres du tableau.

EXPÉRIENCE XIX. — *Chien de 16k,500. Le 9 novembre 1896, on injecte quelques centimètres cubes d'huile dans les canaux excréteurs du pancréas pour déterminer l'atrophie de la portion gastro-splénique de la glande, et on en extirpe complètement la portion descendante.*

Jours	Urines	SUCRE EN GR.		ACÉT. EN MILLIGR.		
		p. 1000	en 24 h.	p. 1000	en 24 h.	
Janvier 4	cc 990	0	0	3.4	3.3	Nourriture mixte.
5	?					Laparotomie. Pancréas très atrophié. Extirpation d'un lobule resté sain au niveau du duodénum.
7	530	traces		8.5	4.5	
8	1050	»		8.7	9.1	Nourriture : viande et pain.
9	560	0	0	6	3.3	600gr de viande, 300 de pain.
10	500	0	0	5.4	2.7	»
11	850	0	0	4.5	3.8	»
12	150	0	0	1	0.1	700gr de viande sans pain.
13	950	traces		2.2	2.09	»
14	1090	»		?		»
16	950	»		?		700gr de viande, 300 de pain.
17	430	16.9	7.2	5	2.1	»
18	485	23.3	11.1	?		»
19	800	21.6	16.8	1.5	1.2	700gr de viande sans pain.
20	410	4.9	2	5	2	»
21	830	traces		1.9	1.5	*Id.* Du 21 au 28 nourrit. mixte.
28	860	3.5	3	4.7	4	700gr de viande seulement.
29	470	traces		traces		»
30	500	»		7.5	3.7	»
31	220	»		7.7	1.6	»
Février 2	560	»		7.5	4.1	»
Mars 17	690	»		14.0	9.6	Nourrit. exclusive de viande depuis 5 jours.
18	730	3	2.1	4.5	3.2	Viande seulement.
31	680	8.4	5.7	4.7	3.1	700gr viande, 250 pain depuis plusieurs jours.
Avril 1	900	2.5	2.2	4.8	4.3	700gr viande sans pain à partir
2	335	traces		7.6	2.5	de ce jour.
3	500	»		7.6	3.8	»
4	400	»		8.7	3.2	»
5	640	»		12.2	7.9	»

Jours	Urine	SUCRE EN GR.		ACÉT. EN MILLIGR.		
		p. 1000	en 24 h.	p. 1000	en 24 h.	
Avril						
6	400	traces		12.2	4.8	700ᵍʳ viande sans pain à partir
7	290	»		5.5	1.5	de ce jour.
						»
8	600	»		4.8	2.4	»
16	770	20	15.4	2	1.5	400ᵍʳ viande, 400 pain.
26	970	quantité non dosée		11.6	11.2	Toujours même régime mixte depuis plusieurs jours.
27	700	traces		5.8	3.5	»
28	1030			1.5	1.5	»
29	820	»		1.7	1.3	»
Mai						
2	680	4.8	3.2	5.3	3.6	Même régime mixte.
3	640	10	6.6	34.4	21.1	
4	410	3.16	1.2	3.9	1.5	
5	430	traces		7.2	3	Viande seulement sans pain.
7	590	»		5.8	3.4	»
8	280	»		1.3	0.3	»
15	550	»		6.3	3.4	»
17	510	»		5	2.5	Régime mixte depuis le 15.
26	410	»		3.6	1.4	»
Juin						
5	360	»		11.4	3.3	Régime carné depuis le 3.
16	580	»		5.9	4	

Dans cette expérience, l'acétonurie se montra irrégulière, mais presque toujours faible. Elle était légèrement augmentée par le régime carné et quelque peu diminuée par une alimentation mixte; elle ne disparaissait jamais complètement.

Elle n'apparut pas non plus d'une façon plus intense chez un autre chien ayant subi une extirpation incomplète du pancréas. Chez cet animal, qui vécut plus d'un mois, la glycosurie ne se montra d'une façon sensible que dans les trois jours qui suivirent l'opération. L'acétonurie fut toujours très légère (la quantité journalière d'acétone excrétée varia entre 2 à 5 milligr.), mais elle demeura constamment évidente, malgré un régime mixte prolongé jusqu'à la mort. Elle ne fut pas sensiblement augmentée par une vaste collection purulente au niveau de la face externe de la cuisse.

Nous pouvons ajouter que, chez les lapins dont on détruit le pancréas par une injection d'huile dans le canal de Wirsung, et qui présentent, au bout d'un temps plus ou moins long, une glycosurie alimentaire, comme l'a démontré M. Hédon, on voit apparaître certains jours des quantités assez notables d'acétone dans l'urine, à côté du sucre (11 à 24 milligr °/oo). Cette acétonurie tombe du reste à un chiffre insignifiant dès que la glycosurie disparaît.

TROISIÈME SÉRIE.— CHIENS POURVUS D'UNE GREFFE SOUS-CUTANÉE DU PANCRÉAS.

Minkowski et M. le professeur Hédon, ayant réussi à greffer un fragment de pancréas sous la peau du ventre, ont montré que l'on pouvait alors pratiquer l'extirpation totale du pancréas abdominal sans produire de glycosurie, mais que celle-ci apparaissait avec intensité si on enlevait le fragment greffé. Nous nous sommes alors demandé si la greffe aurait la même action sur l'acétonurie. Pour cela, nous avons opéré les chiens, d'après le procédé de M. Hédon. A vrai dire, nous n'avons fait que la simple ectopie de la portion descendante du pancréas. Nous n'en avons pas lié le pédicule vasculaire au moment de l'extirpation de cet organe. Mais nous pensons que, même dans ces conditions, nos expériences nous permettent de conclure à l'identité d'action du fragment du pancréas transplanté sur la glycosurie et sur l'acétonurie, et de reproduire pour l'acétonurie les mêmes propositions qui ont été formulées déjà pour la glycosurie :

1° Si à un chien porteur d'une greffe sous-cutanée du pancréas on extirpe tout le pancréas qui reste dans l'abdomen, il ne se produit pas d'acétonurie ou seulement une acétonurie de peu d'importance ;

2° Si à un tel chien privé de son pancréas intra-abdominal on extirpe la greffe, sans anesthésie, et sans lésion grave, l'acétonurie se développe en quelques heures avec intensité et persiste jusqu'à la mort de l'animal.

Les expériences suivantes viennent à l'appui de ces conclusions.

EXPÉRIENCE XX. — *Chien de 18 k. Greffe de la portion descendante du pancréas le 7 mai 1897. Extirpation de toute la portion abdominale du pancréas le 11 juin 1897.*

Jours	URINE	SUCRE		URÉE	ACÉTONE EN MGr		ALIMENTATION
		par litre	Total	par litre	par litre	Totale	
Juin							
12	435cc	4gr7	2gr0	19gr2	6.3	1.8	Bouillon.
13	260			23.4			Viande.
14							400gr viande.
15	430	traces		35.2	4.2	1.7	»
16	490	traces		37.4	6.6	3.2	»
17	350	traces		27.4	5.0	1.7	»
18	610	traces		34.2	6	3.6	500gr viande.
19	905	traces		14	5	4.5	Extirpation de la greffe. Aliment : 1 k. de viande.
6 h.	440	traces plus sensib.		23.4	7.6	3.3	
20	1220	43.4	52.9	18.4	27.8	33.9	1 k. de viande.
21	490	33.8	16.5	24.2	44.5	21.8	»
22	1430	29.2	41.7	22	54.3	77.6	1 k. de viande, 200cc de lait de vache.
23	310	32.2	10	18.1	58.1	18	1 k. de viande seulement.
24	760	41 6	31.6	19.2	84.5	64.2	1 k. de viande, 200gr pain.
25	1340	37	49.5	26	62.5	83.7	»
26	1280	33.2	42.1	20.8	47.8	61.1	1 k. de viande, 200gr pain, léger vomissement.
27	700	40	28	25.8	79.1	55.3	1 k. de viande sans pain.
28	610	40	24.4	23.6	95	57.9	1 k. de viande.
29 et 30	1510	32.2	48.6	25.8	94.8	143.1	»
Juillet							
1	1390	33.3	43.9	23	49	68.1	»
2	1340	34.4	46	25.8	86.8	116.3	»
3	1220	28.8	35.1	25.8	90.	109.8	»
4	1090	29	31.6	26.5	79.9	87	»
5	980	40	39.2	30	87.3	85.5	»
6	1430	44.4	63.4	35.8	89.2	127.5	»
7	470	46.4	21.8	35.2	75.8	35.5	»
8	1300	45.4	59	30	78.3	101.7	»
9	680	50	34	44	113	76.8	L'animal n'achève pas sa pâtée
10	350	54	18.9	40.2	96.1	33.6	L'animal, considérablement affaibli, ne peut plus prendre de nourriture.
11	380	52.6	19.9	40.2	83.4	31.6	Cependant il peut encore boire
12	75	traces	traces		15.5	1.1	Mort.

Cette expérience montre bien nettement l'influence de la greffe sur l'acétonurie aussi bien que sur la glycosurie. Après l'extirpation du pancréas abdominal, l'acétonurie et la glycosurie font presque entièrement défaut; elles apparaissent au contraire avec intensité dès qu'on enlève la greffe et persistent jusqu'à la mort de l'animal.

On voit en outre qu'il existe un rapport assez étroit entre ces deux phénomènes. Si nous représentons graphiquement leur marche dans le cours de l'expérience, leurs courbes ont généralement des variations de même sens. Notons encore l'influence peu sensible de l'ingestion de lait et de pain sur l'acétonurie.

C'est de toutes nos expériences d'extirpation du pancréas celle qui a été le mieux conduite et le mieux suivie.

EXPÉRIENCE XXI. — *Petit chien. Greffe de la portion descendante du pancréas le 5 février 1897. Extirpation de toute la portion abdominale du pancréas le 20 février.*

JOURS	URINE	SUCRÉ		URÉE	ACÉT. en milligr.		OBSERVATIONS
		par litre	Total	par litre	par litre	Totale	
février							
21	pas d'urine						
22	590cc	5gr,4	3gr,2	29gr,2	0.6	0.3	Bouillon.
23	460	traces		17.7	0		Viande.
24	390	traces		41.8	»		Viande et pain.
25	540	5.2	2.8	41.8	»		Viande seulement.
26	860	8.8	7.5	22	»		Viande.
27	920	4.3	3.9	13.6	2	1.8	Extirp. de la greffe, viande.
28	860	64	55	36	13.9	11.9	500 gr. viande.
mars							
1	820	100	82	45.2	67	54.9	500 gr. viande, 10 gr. d'huile d'olives.
2	740	84	62.1	44.2	56	41.4	500 gr. viande, 10 gr. d'huile d'olives.
3	860	71.4	61.4	47	57.4	49.3	L'animal est sacrifié pour une autre expérience. Pas de péritonite.

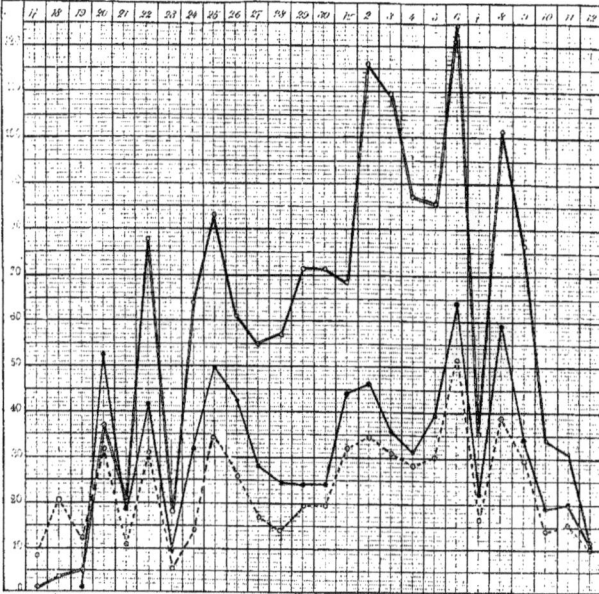

Courbe de l'élimination de l'acétone, du sucre et de l'urée en 24ᵇ
Acétone en milligram. ●━━━━● Sucre en gram. ●━━━━● Urée en gram. ○╌╌╌○╌╌╌○

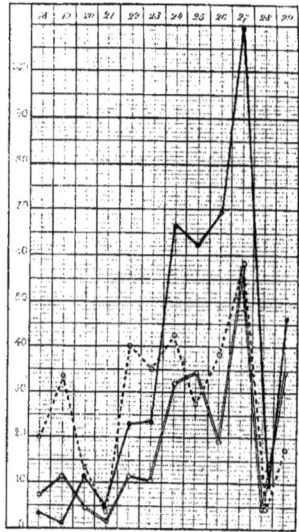

Acétone en milligram. ●━━━━●
Sucre en gram. ●━━━━●
Urée en gram. ○╌╌╌○╌╌╌○

le 23 s etiquetera de la grafe

EXPÉRIENCE XXII. — *Chien de 25 k. Injection de paraffine dans le canal de Wirsung et greffe de la portion descendante du pancréas le 4 décembre 1896.*

Jours	Urine	SUCRE		URÉE	ACÉTONE en mgr		OBSERVATIONS
		par litre	Total	par litre	par litre	Totale	
janv. 97	cc.			gr.			
9	610	0		6.7	traces		Viande régime mixte.
10	750	0		11.7	»		Régime mixte.
11	1040	0		12.3	3.4	3.5	»
12-13	pas d'analyse						»
14	750	0		19.5	?		»
15	1400	0		15.3	?		Extirpation du pancréas.
16	0						Bouillon.
17	990	18.5	18gr2	24.2	traces		Viande.
18	930	3.2	3	21.5	7.9	7.3	Viande.
19	1390	traces		25	8.3	11.5	Viande et pain.
20	930	12.2	11.3	14.2	4.5	4.1	700gr viande.
21	350	11.5	4.0	11.7	4.9	1.7	750gr viande.
22	1160	19.7	22.8	34.6	9.8	11.3	»
23	880	26	23.8	39.6	11.4	10	» Extirpation de la greffe.
24	840	79.5	66.7	51	38.3	32.1	750gr viande, 20gr axonge.
25	1510	41.5	62.6	18	23.1	34.8	»
26	1120	62	69.4	34	25.8	28.8	»
27	2130	51.6	109.9	28	28.1	59.8	» Fistule du canal thoracique, production involontaire d'un pneumothorax.
28	100	81	8.1	41.2	47.5	4.7	750gr viande.
29	390	75.6	29.4	45.8	88.9	34.6	Mort provoquée par pleuro-pneumonie purulente consécutive sans nul doute au pneumothorax.

Dans ces deux dernières expériences, l'action de la greffe sur l'acétonurie est encore manifeste, quoique moins sensible que dans la précédente, ce qui tient à ce que le fragment du pancréas transplanté s'était en partie atrophié.

L'ingestion d'axonge dans la dernière expérience ne paraît pas avoir exercé une grande influence sur l'acétonurie.

Toutes ces expériences nous permettent de confirmer ce que nous avons avancé plus haut : c'est qu'après l'extirpation du pancréas chez le chien l'acétonurie apparaît toujours, quelle que soit la forme du diabète.

Evidemment l'acétonurie se montre d'autant plus forte que le diabète est plus intense et que l'alimentation est plus riche en substances azotées. Mais, même avec un diabète léger et un régime mixte, on obtient une acétonurie le plus souvent légère, il est vrai, irrégulière, mais qui cependant peut quelquefois être assez considérable. Il suffit pour s'en convaincre de se rapporter à l'expérience xix. L'acétonurie s'y maintient en moyenne entre 2 et 3 milligr., mais elle atteint certains jours malgré un régime mixte $11^{mgr},2$ et 21 milligr., pour l'urine de 24 heures. — Ces chiffres sont de beaucoup supérieurs à ceux que l'on obtient par l'ablation du plexus cœliaque ou par les affections septiques, et il n'y a aucune comparaison à établir entre les uns et les autres.

Nos expériences nous montrent aussi qu'il existe un rapport entre la glycosurie et l'acétonurie dans le diabète expérimental. Ce rapport n'est et ne peut être très étroit, puisque l'alimentation carnée augmente l'acétonurie, tandis que les hydrates de carbone la diminuent et accroissent la glycosurie. Cependant un rapport existe sans nul doute et on peut dire que d'une façon générale l'acétonurie suit assez fidèlement les variations de la glycosurie, c'est-à-dire, augmente ou diminue suivant que la quantité de sucre éliminée est plus ou moins grande. Et nous avons une nouvelle preuve de ce rapport dans les résultats que nous avons obtenus par la greffe sous-cutanée du pancréas : l'acétonurie, en effet, n'apparaît en quantité notable dans l'urine qu'après l'extirpation de la greffe, autrement dit avec la glycosurie.

Comme dans le diabète grave, au moins pour un régime carné exclusif, les variations de l'excrétion de l'azote suivent assez fidèlement celles de l'excrétion du sucre, on conçoit que l'on puisse aussi établir un rapport entre l'acétonurie et l'azoturie, ainsi que le montre le graphique de l'expérience 20.

Minkowski, se basant sur une expérience dans laquelle un chien diabétique après avoir reçu per os une dose de 10 gram. d'oxybutyrate de soude, excréta une urine donnant fortement les réactions de l'acétone, suppose que l'acide oxybutyrique est un corps précurseur de l'acétone sans les échanges, à l'inverse de Jaksch, qui admet au contraire que l'acétone se transforme en acide acétique et acide oxybutyrique. D'après Minkowski encore, l'inconstance de l'excrétion de l'acide oxybutyrique et de ses dérivés dans le diabète pancréatique parle sans aucun doute en faveur du fait que leur excrétion n'est pas en rapport direct avec la glycosurie, mais doit être considérée plutôt comme une complication du diabète.

D'après les résultats de nos expériences au contraire, nous ne saurions considérer l'acétonurie comme un symptôme inconstant du diabète ou une complication spéciale. Il nous paraît plus rationnel de conclure, comme l'a fait Hirschfeld pour le diabète de l'homme, que dans le diabète expérimental l'acétonurie est un phénomène aussi caractéristique que la glycosurie.

CONCLUSIONS

1° De toutes les réactions indiquées pour la recherche de l'acétone dans l'urine, celle de Lieben nous a paru la meilleure. C'est celle que nous avons employée de préférence, les autres nous ayant servi seulement comme réactions de contrôle.

2° Pour le dosage de l'acétone dans l'urine, la méthode de Messinger-Jolles donne les résultats les plus précis ; elle est aussi la plus pratique de toutes celles qui ont été proposées.

3° L'acétonurie est un phénomène physiologique. Nous entendons par là qu'il existe dans l'urine normale une substance qui par distillation donne de l'acétone. Nous avons en effet réussi à extraire de l'urine physiologique de l'acétone en nature.

Le jeûne et l'alimentation carnée n'augmentent pas beaucoup, chez le chien et chez le lapin, l'excrétion journalière de l'acétone, qui ne dépasse guère 0 gr. 003.

4° L'acétonurie consécutive à l'extirpation du plexus cœliaque, annoncée par Lustig, nous a paru de peu d'importance.

5° L'acétone introduite artificiellement dans l'organisme par la bouche, la peau ou les poumons ne passe d'ordinaire qu'en très faible quantité dans l'urine.

Divers agents toxiques, tels que l'antipyrine, le curare, etc., les affections inflammatoires, péritonite, pneumonie, abcès en général, produisent, chez le chien et chez le lapin, une acétonurie toujours très légère.

6° L'ingestion de phloridzine au contraire augmente considérablement la quantité d'acétone éliminée (jusqu'à 1,087 °/₀₀ pour une ingestion journalière de 2 gr. de phloridzine chez un chien de 3 kil. 330 d'ailleurs soumis au jeûne).

7° L'acétonurie consécutive à l'extirpation du pancréas chez le chien est un phénomène constant, quelle que soit la forme du diabète. Elle est en rapport avec l'intensité du diabète, et, partant, avec la glycosurie. Dans le diabète grave elle ne manque pas un seul jour depuis le moment de l'opération jusqu'à la mort de l'animal. L'excrétion de l'acétone s'accroît progressivement et parallèlement à la glycosurie et peut arriver à 4 à 5 décigr.°/₀₀.

La présence dans l'abdomen d'un fragment de pancréas (dans l'extirpation incomplète), la transplantation d'une portion de la glande sous la peau avant la dépancréatisation, mettent obstacle au développement de l'acétonurie. Cette dernière, de même que la glycosurie, apparaît avec intensité aussitôt que l'on complète l'extirpation.

INDEX BIBLIOGRAPHIQUE.

ALBERTONI. — Acetone e acetonuria. Med. Contemp. Napoli. 1884, pag. 1, 169, 178.

ALBERTONI. — Die Wirkung und die Verwandlungen einiger Stoffe in Organismus in Beziehung zur Pathogenese der Acetonaure und des Diabetes.— Arch. f. experim. Path., tom. XVIII, pag. 218. 1884.

ALBERTONI et PISENTI. — Azione dell acetone e dell acido acetocetico sui reni (Archivio per la scienze medic. Vol. XI, pag. 129. 1887).

ANDRÉ et BAYLAC. — Acétonurie expérimentale. Midi Méd. Toulouse, 1892, pag. 1, 109, 113.

BAGINSKY. — Du Bois-Raymond's Archiv. 1887. Pag. 349 (Congrès de Berlin, 11 mars).

BAGINSKY. — Ueber Acetonurie bei Kindern (Arch. für Kinderheil.). 1888.

BARDY. — Dosage volumétrique de l'acétone dans les Méthylènes commerciaux. — Journal de Pharmacie et de Chimie. 1897. pag. 517.

BECKER. — Ueber Acetonurie nach der Narkose. Arch. für path. Anat. und Physiol. 1895. Bd 140, pag. 1.

BECHAMP. — Sur les fermentations alcoolique et acétique spontanées du foie. Tom. LXXV des Comptes Rendus, 1872.

BERTI. — Giornale Venete de scienc. méd. Avril 1874.

BERTI. — Un cas mortel d'Acétonurie chez une femme diabétique. Journ. de Bruxelles, tom. LXI, pag. 125. Août 1875.

BETZ.— Memorab., tom. VI, 3 mars 1861 und Schmidt's Jahrb. Bd 112. 1861.

BŒCK et SLOSSE. — Bulletin de la Société de médecine mentale de Belgique. Septembre 1891.

BOESI. — Recherches cliniques et expérimentales sur l'Acétonurie. Rivista di clinica et therapeutica. 1892.

Botto-Scheube. — Ueber sog. Acetonämie. Leipzig 1877.

Bouchardat. — Journal de Pharmacie. 1837. Tom. XXIII.

Bouchard. — Leçons sur les auto-intoxications. Paris 1887.

Bourneville et Teinturier. — Progrès médical, pag. 97. 1875.

Brand. — Deutsche klinik. 1850.

Buhl. — Ueber diabeticus koma. Ztschr. f. Biol., tom. XVI, pag. 413. 1880.

Buresi. — Diabète. Lo Sperimentale. 1866.

Cantani. — Monografia intorno all'acetonemia. Morgagni. 1864.

Cavaillès. — De l'Acétonurie. Thèse de Montpellier. 1894.

Chautard. — Bull. de la Soc. chim. 1886. Tom. XLV, pag. 83.

Cheron. — L'Acetonurie et la diacéturie. L'Union médicale, n° 114.

Churton. — Two cases of non diabetic acetonuria. Brit. med. Journal. novembre 1886.

Collischon. — Ueber die gebrauchlichen Methoden zur quantitativen Bestimmung des Acetons.— Chem.Centralblatt, 1890,pag. 978.

Contejean. — Acétonurie opératoire. Arch. de physiol., 1892.

Cyr. — De la mort subite dans le diabète. Arch. de méd., pag. 77-78.

Deschmüller. — Ueber diabetische acetonurie. Ann. d. Chemie. Bd. 209, pag. 22.

Deschmüller. — Ueber Acetonurie bei Scharlachkranken. Centralbl. f. klin. med. n° 1, 1882.

Deschmüller und Tollens. — Liebigs Annalen. Bd. 1882, pag. 362.

Devoto. — Note de Chimia Clinica. Revista medic., n°2, pag. 149. A. Acetonurie et acetonemia.

Devoto. — Sur la présence de l'acétone dans la sueur. Revista general ital. de clinica medica, n° 14, pag. 330, 1890.

Dmochkowski. — Eine neue Methode der quantitativen Bestimmung des Acetons im Harn. Gazeta lekarka. 40, 37, 38. Canstatt's, 90, pag. 184.

Dreyfous-Brissac. — Pathogénie du coma diabétique. Gaz. hebdom. 1881.

Ebstein.— Ueber Drüsenepithelnekrosen beim Diabetes Mellitus. Deutsche. Arch. f. klin. med., tom. XXVIII à XXX, 1881.

Engel-R. Von. — Ueber die Mengenverhältnisse des acetones unter physiologisch. pathologischen Verhältnissen, 1892. Zeitschr. f. klin. med. Brl. 1892, tom. XX, pag. 514-533.

Frerichs. — Ueber den plötzlichen todt und über das coma bei diabetes. Diabetische Intoxication. Zeitschrift für klin. med. Bd VI, s.1.

Forster. — Diabetic coma acetonemia. Britisch med. Journal. janvier 1878.

De Gennes. — Etude clinique et expérimentale sur l'acétonémie. Th. de Paris, 1884.

Gerhardt. — Wiener medicinische. Presse, 1865, n° 28.

Gunning bei Bardy. — Journal de pharmacie et de chimie, juillet 1881, sér. 5. Bd. IV, pag. 30.

Hédon. — Extirpation du pancréas. Diabète sucré expérimental. Arch. de méd. expér., 1891.

— Greffe sous-cutanée du pancréas. Compt. rendus, 1er août 1892, et Arch. de physiologie, octobre 1892.

— Product. du diabète sucré chez le lapin par destruction du pancréas. Comptes rendus, mars et juillet 1893.

Hintz. — Zur quantitativen Bestimmung von acetons in Methylalcohol. Chem. Centralbl. 1888 pag. 871.

Hirschfeld. — De l'acétonurie et du coma diabétique. Zeitsch. f. clin. med., tom. XXVIII, pag. 1 et 2.

Hoppe-Seyler. — Ueber das Auftreten schweffelsäurevergiftung. Zeitsch. f. klin. med. Bd. 478.

Huppert. — Zeitsch f. analyt. chem. 29, pag. 632.

Jaccoud. — Leçons de clinique médicale faites à l'hôpital de la Pitié. 1886-1887.

Jaksch. — Prag. med. Wochensch. 1880, n° 18.

— Ueber febrile acetonurie. Prag. med. Wochenschr. 1881, n° 40.

— Eine Bemerkung überdie acetonurie. Deutsches archiv. f. klin. med. Bd. 34, pag. 455. Etwiederung gegen die Einwurfe von Penzoldt.

— Ueber das Vorkommen des acetessigsaüre in Harn. Deutsche chemische Gesellschaft, 1882. Zeitsch f. physiol., tom. VIII, sér. 487.

— Ueber pathol. acetonurie. Zeitsch. f. clin. med. pag. 358, 1882.

— Ueber acetonurie. Zeitsch. f. physiol. chemie, pag. 541, 1882.

— Weitere Beobachtungen über acetonurie. Zeitsch. f. klin. med. tom. VIII, 1884 et tom. X, 1886.

— Ueber Coma carcinomatosum. Wien medic. Wochensch. 1883, nos 16 et 17.

— Ueber acetonurie und Diacéturie. Berlin Hirschwald, 1885.

Jœnicke. — Deutsche. Arch. für Klinic. med., novembre 1881.

— Ueber Acetonurie. Zeitsch. f. physiol. Chem. Bd. VI. S. 495.

Jolles. — Ueber den Nachweis und die quantitativen Bestimmung des Acetons in Harn. Wien. med. Wochensch., n° 17, 18, 1892.

KAULICH. Ueber Acetonhildung in thierischen organismus. Prager Vierteljahr. Bd. III. S. 58. 1860.

— Das carcinom des Magens, Prages. méd. Vochenschr 1864.

KIEN. — Gaz. med. de Strasbourg. Août 78-80.

KUSSMAUL. — Zur Lehre vom Diabetes mellitus. etc. Deutsch. Arch. für. Klinic. med. 1874.

LAILLER. — De l'acétonurie chez les aliénés. Annales méd. psychologiques. Mars-Avril 1882.

LAMBL. — Virchow's Arch. XI. 1857.

LECORCHÉ. — Traité du diabète, 1877.

LECORCHÉ et TALAMON. — Etudes médicales. 1881.

LEGAL. — Nitroprussidnatrium als Reagens, etc. Zeitsch. f. anal. ch. tom. XXII, 1832.

LÉPINE. — Revue de médecine, 1885.

LEROUX. — Thèse inaugurale. 1881.

LIEBEN. — Ueber Entstehung von Iodoform. und Anwendung dieser Reaction in der chemischen Analyse. Annalen der Chemie u. Pharm. Bd. 7, 8, 1869-1872, pag. 218.

— Alkohol geht in den Harn über. Ibid., pag. 236.

LORENZ. — Untersuchungen über Acetonurie etc. Ztschr. f. Klin. med, XIX, 1891.

LIVON. — Article Acétone et acétonurie. Dict. de Physiologie Ch. Richet.

LUSTIG. — Sugli effecti dell'estipazione del plesso cœliaco. Arch. per la scienze med. Tom. XIII, n° 6.

— Ulteriori richerche sperimentali sulle funzioni del plesso cœliaco. Arch. per la scienze med. XIV, n° 1, pag. 1 à 90.

— Sull Acetonuria sperimentale... Lo sperimentale XIV, 1891.

— Ancora sull'acetonuria, etc.. Lo sperimentale, Fasc. III. 1892.

LUSTIG et ODDI. — Sur quelques récentes recherches touchant l'acétonurie et la glycosurie expérim. Arch. ital. de Biol. 1892.

MALERBA. — Atti d. R. Acc. medico chirurgica di Napoli XLVIII, nov., série n° 2.
Arch. italien. de Biol. 23. 1895, pag. 392.

MARKOWNIKOFF. — Deutsche chem. Gesellsch. Bd. VIII. S. 1683. Bd. IX. S. 1604.

MARRO. — L'acetonuria et la Paura. Giornale della R. Accad. di medic. di Torino. Aout 1889.

MARTZ. — Dosage volumétrique de l'acétone urinaire. Bull. commerc. 31 juillet, 1896.

MESSINGER. — Dosage volumétrique de l'acétone dans l'alcool méthylique. Berichte der deutschen chem. Gesellsch. 1888, pag. 3366-3372.

VON MERING. — Ueber diabetes Mellitus. Ztsch. f. med. Bd. XVI. pag. 431, 1889.

VON MERING et MINKOWSKI. — Diabetes mellitus nach Pancreas exstirpation. Arch. f. experim. path. und pharm. 1890.

MINKOWSKI. — Ueber das Vorkommen von.... etc. Arch. f. exp. Path. 1884.

— Untersuchungen ueber den diabetes mellitus nach Pankreas exstirpation Archiv. f. exper. path. und phar., 1893.

MOSLER. — Untersuchungen über die Beschaffenheit... etc. Bull. klinic. Wcch, 1866.

MYA. — Influenza dello stado di rein sulla comparsa della reazione di Gerhardt sulle urine. Giornale alla R. Acad. di Med. di Torino 1885.

LE NOBEL. — Ueber einige neue chemische Eigenschaften des Acetons Arch. f. exper. Path. XVIII, pag. 6, 1884.

LE NOBEL. — Ueber die Iodoformbildungen Körper in der Expirationsluft des Diabetiker. Centralblatt f. d. med. Wiss. n° 24. 1884.

ODDI. — Sull' Acetonuria consecutiva all' estirpazione del plessocœliaco. — Lo sperimentale. Fasc. III.

— Sull acetonuria et glucosuria sperimental. Ibid. XLV, pag. 458.

— Sugli effeti del estirpazione del plesso cœliaco. Ibid. XLV, pag. 475 et XLVI, pag. 306.

PARLATO. — Ueber eine neue methode der quantitativen acetonbestimmung in Harne. Arch. f. path. anat. physiol. 140. 1895.

PAWINSKI. — Ueber acetonurie (asthma acetonicum). Berl. klin. Woch. déc. 1888.

PEIPER. — Zeitsch. f. klin. med. Bd XVII. S. 498.

PENZOLDT. — Beitrage zur Lehre von der acetonurie. Deutsches Arch. f. klin. med. Bd XXX. pag. 127. 1888.

PETTERS. — Beobachtungen über fünf diabetes Kranken. — Prager Vierteljahrchrift. 18.5-1857.

QUINCKE. — Ueber coma diabeticum. Berl. klin. Woch. N° 1. 1880.

REALE. — Riforma med. 1891. n° 93.

REYNOLD. — Deutsch chem. Gesselsch. Bd IV, pag. 483.

Ruger. — Auto-intoxications pathologiques. Pathologie générale de Bouchard.

Romme. — Contribution à l'étude de l'acétonurie et du coma diabétique. Thèse, Paris 1888.

Rosenfeld. — Ueber die entstehung des acetons. Deutsch. med. Woch. 1885.

— Lois de l'acétonurie et son traitement. Centralblatt für innere medicin n° 51, pag. 1233.

Rupstein. — Ueber das auftreten des acetons beim diab. mell. Med. Centralblatt 1871. n° 54.

Salkowski. — Zeitschrift für physiolog. Chemie XIII. Bd 3. 1889.

— Beitrage zur Chem. des Harvs nach versuchen von. Taniguti. Zeitsch f. physiol. Chem. XIV. S. 471.

Strache. — Sitzungsb. v. k. Akad d. Wissensch. zu Wien. Bd C. pag. 424. 1891.

Supino. — Di uno metodo per la determinazione quantitativen dell' acetona. Riv. gen. Ital. de clin. med. Pisa 1892.

Talamon. — Acetonurie cérébrale dans un cas de rhumatisme articulaire aigu. Médecine moderne 2 avril 1891.

Taniguti. — Jahresbericht über die Fortschritte der Thierchemie. Bd 20. S. 198.

Tappeiner. — Ueber die giftigen Eigenschaften des acetons. Deutsch. Arch. f. Klin. med. 1883.

Tollens. — Ueber eisenchlorid rothfarbende Harne. Annalen d. Chemie. Bd 209.

Léo Vignon. — Bestimmung des acetons in methylalcohol. Chem. Centralblatt. 1890, pag. 880.

Viola. — Sur la prétendue acétonurie déterminée par l'ablation du plexus cœliaque. Rivista gén. ital. di clin. med. 1891. N°s 12 et 13,

Vitali. — Rivista di chimica med, et farm. N° 1. S. 350.

West. — Acetonuria and its relation to diabetic coma. Med. chir. transact. Vol. 72. 1890.

Zoepffell. — Ueber die klinisch gebrauchlichen methoden zur qualitativen und quantitativen Bestimmung des acetons. (Dorpat) 1892.

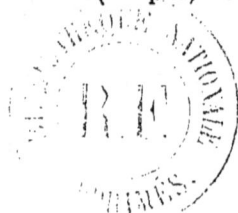